Herbert

Analgetische Pharmakotherapie in Schwangerschaft und Stillzeit

2. überarbeitete Auflage

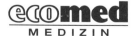

Bibliografische Informationen der Deutschen Nationalbibliothek

Die Deutsche Nationalbibliothek verzeichnet diese Publikation in der Deutschen Nationalbibliografie; detaillierte bibliografische Daten sind im Internet über <http://www.dnb.de> abrufbar.

Bei der Herstellung des Werkes haben wir uns zukunftsbewusst für umweltverträgliche und wiederverwertbare Materialien entschieden. Der Inhalt ist auf elementar chlorfreiem Papier gedruckt.

Univ. Prof. Dr. Michael K. Herbert
Vorstand der Univ. Klinik für Anästhesiologie und Intensivmedizin
Leiter der Klinischen Abteilung für Spezielle Anästhesiologie, Schmerz- und Intensivmedizin
Medizinische Universität Graz
Auenbruggerplatz 29
A-8036 Graz

Herbert
Analgetische Pharmakotherapie in Schwangerschaft und Stillzeit
2. überarb. Auflage

ISBN 978-3-609-10357-0

Umschlagbild: Patricia Elisabeth Herold, 6 Jahre

© 2017 ecomed MEDIZIN, ecomed-Storck GmbH, Landsberg am Lech

www-ecomed-storck.de

E-Mail: kundenservice@ecomed-storck.de

Telefon: +49 89/2183-7922
Telefax: +49 89/2183-7620

Dieses Werk, einschließlich aller seiner Teile, ist urheberrechtlich geschützt. Jede Verwertung außerhalb der engen Grenzen des Urheberrechtsgesetzes ist ohne Zustimmung des Verlages unzulässig und strafbar. Dies gilt insbesondere für Vervielfältigungen, Übersetzungen, Mikroverfilmungen und die Einspeicherung und Verarbeitung in elektronischen Systemen.

Satz: Fotosatz H. Buck, 84036 Hachelstuhl
Druck: Westermann Druck Zwickau GmbH, 08058 Zwickau

Inhalt

Einleitung 11
  Physiologie und Pharmakokinetik in der Schwangerschaft 12
  Toxizität in den verschiedenen Entwicklungsstadien der
  Schwangerschaft 13
  Risikoklassifizierung von Analgetika 14
  Planung der analgetischen Pharmakotherapie 15
  Kurzübersicht der Therapieoptionen 17
    Schwangerschaft 17
    Stillzeit 18
  Beratungsstellen für Arzneimittelrisiken in der Schwangerschaft 19
    Adressen 20

Nichtopioidanalgetika 21
  Paracetamol 21
    Erfahrungen in der Schwangerschaft 21
    Empfehlungen zur Anwendung in der Schwangerschaft .. 22
    Stillzeit 22
  Acetylsalicylsäure 22
    Erfahrungen in der Schwangerschaft 23
    Empfehlungen zur Anwendung in der Schwangerschaft .. 23
    Stillzeit 24
  Metamizol 24
    Erfahrungen in der Schwangerschaft 24
    Empfehlungen zur Anwendung in der Schwangerschaft .. 25
    Stillzeit 25
  Nichtsteroidale Antirheumatika (Non-Steroidal Anti-
  Inflammatory Drugs, NSAID) 25
  Ibuprofen 28
    Erfahrungen in der Schwangerschaft 28
    Empfehlungen zur Anwendung in der Schwangerschaft .. 28
    Stillzeit 29

Opioidanalgetika 31
  Tilidin 32
    Erfahrungen in der Schwangerschaft 32
    Empfehlungen zur Anwendung in der Schwangerschaft .. 32
    Stillzeit 33

Tramadol 33
  Erfahrungen in der Schwangerschaft 33
  Empfehlungen zur Anwendung in der Schwangerschaft .. 34
  Stillzeit 34
Tapentadol 34
Codein 34
  Erfahrungen in der Schwangerschaft 35
  Empfehlungen zur Anwendung in der Schwangerschaft .. 35
  Stillzeit 36
Morphin und Hydromorphon 36
  Erfahrungen in der Schwangerschaft 37
  Empfehlungen zur Anwendung in der Schwangerschaft .. 37
  Stillzeit 38
Oxycodon 38
  Erfahrungen in der Schwangerschaft 38
  Empfehlungen zur Anwendung in der Schwangerschaft .. 38
Pethidin 39
  Erfahrungen in der Schwangerschaft 39
  Empfehlungen zur Anwendung in der Schwangerschaft .. 40
  Stillzeit 40
Fentanyl 41
  Erfahrungen in der Schwangerschaft 41
  Empfehlungen zur Anwendung in der Schwangerschaft .. 41
  Stillzeit 42
Buprenorphin 42
  Erfahrungen in der Schwangerschaft 42
  Empfehlungen zur Anwendung in der Schwangerschaft .. 43
  Stillzeit 43
Naloxon 43

Glucocorticoide 45
Prednison, Prednisolon 45
  Erfahrungen in der Schwangerschaft 45
  Empfehlungen zur Anwendung in der Schwangerschaft .. 45
  Stillzeit 46
Methylprednisolon 46
  Erfahrungen in der Schwangerschaft 47
  Empfehlungen zur Anwendung in der Schwangerschaft .. 47
  Stillzeit 48

Inhalt

Arthrosemittel 49

Antidepressiva 51
   Amitriptylin 51
      Erfahrungen in der Schwangerschaft 51
      Empfehlungen zur Anwendung in der Schwangerschaft.. 51
      Stillzeit 52
   Doxepin 52
      Erfahrungen in der Schwangerschaft 53
      Empfehlungen zur Anwendung in der Schwangerschaft.. 53
      Stillzeit 53
   Duloxetin 54
      Erfahrungen in der Schwangerschaft 54
      Empfehlungen zur Anwendung in der Schwangerschaft.. 55
      Stillzeit 55

Antikonvulsiva 57
   Gabapentin 57
      Erfahrungen in der Schwangerschaft 57
      Empfehlungen zur Anwendung in der Schwangerschaft.. 58
      Stillzeit 58
   Pregabalin 59
      Erfahrungen in der Schwangerschaft 59
      Empfehlungen zur Anwendung in der Schwangerschaft.. 59
      Stillzeit 60
   Lamotrigin 60
      Erfahrungen in der Schwangerschaft 61
      Empfehlungen zur Anwendung in der Schwangerschaft.. 61
      Stillzeit 62
   Carbamazepin, Oxcarbazepin 62
      Erfahrungen in der Schwangerschaft 62
      Empfehlungen zur Anwendung in der Schwangerschaft.. 63
      Stillzeit 64
   Valproinsäure 64
      Erfahrungen in der Schwangerschaft 64

Myotonolytika 65
   Baclofen 65
      Erfahrungen in der Schwangerschaft 65
      Empfehlungen zur Anwendung in der Schwangerschaft.. 65

Stillzeit … 66
Diazepam … 66
    Erfahrungen in der Schwangerschaft … 67
    Empfehlungen zur Anwendung in der Schwangerschaft … 67
    Stillzeit … 68
Flupirtin … 68
    Erfahrungen in der Schwangerschaft … 68
    Empfehlungen zur Anwendung in der Schwangerschaft … 69
    Stillzeit … 69
Tolperison … 70
    Erfahrungen in der Schwangerschaft … 70
    Empfehlungen zur Anwendung in der Schwangerschaft … 70
    Stillzeit … 71

Migränemittel … 73
Sumatriptan … 73
    Erfahrungen in der Schwangerschaft … 73
    Empfehlungen zur Anwendung in der Schwangerschaft … 73
    Stillzeit … 73
Metoprolol … 74
    Erfahrungen in der Schwangerschaft … 74
    Empfehlungen zur Anwendung in der Schwangerschaft … 74
    Stillzeit … 75
Topiramat … 75
    Erfahrungen in der Schwangerschaft … 76
    Stillzeit … 77

Lokalanästhetika … 79
Lidocain … 79
    Erfahrungen in der Schwangerschaft … 79
    Empfehlungen zur Anwendung in der Schwangerschaft … 79
    Stillzeit … 79
Prilocain … 80
    Erfahrungen in der Schwangerschaft … 80
    Empfehlungen zur Anwendung in der Schwangerschaft … 81
    Stillzeit … 81

Varia … 83
Bisphosphonate … 83
Butylscopolamin … 83

    Erfahrungen in der Schwangerschaft 84
    Empfehlungen zur Anwendung in der Schwangerschaft.. 84
    Stillzeit... 84
  Clonidin 85
    Erfahrungen in der Schwangerschaft 85
    Empfehlungen zur Anwendung in der Schwangerschaft.. 85
    Stillzeit... 86
  Ziconotid... 86

Literatur 87

Referenzbereiche Labordiagnostik... 97

Verzeichnis der Abkürzungen 106

Handelsname – Wirkstoff 107

Einleitung

Trotz aller Vorsicht und Zurückhaltung mit der Einnahme von Medikamenten in der Schwangerschaft und/oder Stillzeit, ist gelegentlich die Anwendung von Schmerzmitteln bzw. analgetisch wirksamen Substanzen in der Schwangerschaft und/oder Stillzeit unvermeidlich. Es wird auch Situationen geben, in denen analgetisch wirksame Substanzen bei ungeplanten bzw. unbemerkten Schwangerschaften eingenommen werden. Das Risiko einer wiederholten Analgetikaapplikation für den mütterlichen bzw. kindlichen Organismus ist dagegen nur schwer einzuschätzen, da aus ethischen Gründen in der Schwangerschaft und Stillzeit generell keine randomisierten pharmakologischen Studien durchgeführt werden. In mehreren europäischen Ländern haben sich daher die Institutionen des European Network of Teratology Information Services (ENTIS) die Erfassung, Auswertung und Publikation von klinischen Erfahrungen inklusive Einzelfallverläufen zur Aufgabe gemacht. Im Rahmen des Pharmakovigilanz-Netzwerkes des Bundesinstituts für Arzneimittel und Medizinprodukte (BfArM) dokumentiert beispielsweise das Pharmakovigilanz- und Beratungszentrum für Embryonaltoxikologie in Berlin den Verlauf von Schwangerschaften und wertet die gewonnenen Daten zusammen mit anderen Zentren des ENTIS aus. Die gewonnenen Erkenntnisse werden in Verbindung mit einer umfassenden Beratung auf schriftliche oder telefonische Anfrage kostenlos an interessierte bzw. betroffene Mütter und behandelnde Ärzte weitergegeben.

> **Beachte:** Inhaltlich ersetzt dieser Buchbeitrag nicht die ausführliche Beratung durch ein embryonaltoxikologisches Zentrum oder das Studium der aktuellen Fachliteratur, da die Angaben nur allgemeine Informationen beinhalten und Änderungen aufgrund neuer Erfahrungen jederzeit möglich sind.

Die hier wiedergegebenen Empfehlungen basieren auf den neuesten Fachpublikationen, Reviews, Fachinformationen der Arzneimittelhersteller, Informationen der Roten Liste®, aus Datenbanken des Pharmakovigilanz- und Beratungszentrums Embryonaltoxikologie

(Berlin) und des Swiss Teratogen Information Services (Lausanne, Schweiz) (siehe unten).

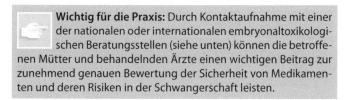

Wichtig für die Praxis: Durch Kontaktaufnahme mit einer der nationalen oder internationalen embryonaltoxikologischen Beratungsstellen (siehe unten) können die betroffenen Mütter und behandelnden Ärzte einen wichtigen Beitrag zur zunehmend genauen Bewertung der Sicherheit von Medikamenten und deren Risiken in der Schwangerschaft leisten.

Physiologie und Pharmakokinetik in der Schwangerschaft

In der Schwangerschaft treten eine Reihe von Veränderungen im mütterlichen Organismus auf, die jedoch nur von geringerer klinischer Relevanz für die Resorption, den Metabolismus und die Elimination von Pharmaka sind. Die Zunahme des Verteilungsvolumens für pharmakologisch aktive Substanzen durch die Zunahme des interstitiellen Flüssigkeitsvolumens kann eine Verringerung der Wirkstoffkonzentration im mütterlichen Organismus hervorrufen. Im Verlauf der Schwangerschaft entwickelt der mütterliche Organismus eine relative Hypoproteinämie. Dadurch steigt der nicht eiweißgebundene und damit für die Mutter und den plazentaren Transfer verfügbare Anteil von Medikamenten im Plasma zunehmend an. Unter dem Einfluss weiblicher Geschlechtshormone produziert die mütterliche Leber vermehrt Enzyme, die die Biotransformation einzelner analgetisch wirksamer Substanzen und damit deren Inaktivierung beschleunigen können. In der Schwangerschaft ist weder die Ausscheidung von Medikamenten über den Darm, insbesondere über die Gallensekretion, erhöht noch ist die renale Elimination relevant beschleunigt, obwohl die renale Perfusions- und Filtrationsrate erhöht sind (Zhao et al. 2014, Schaefer et al. 2012, Neindorff 2010).

Toxizität in den verschiedenen Entwicklungsstadien der Schwangerschaft

Das geringe Fehlbildungsrisiko vor der Einnistung im Uterus (Präimplantationsphase) wurde lange mit dem „Alles-oder-Nichts-Gesetz" erklärt. In den ersten zwei Wochen nach der Konzeption werden entweder geschädigte Zellen durch omnipotente Zellen ersetzt, die so die ungestörte weitere Entwicklung ermöglichen, oder der toxische Schaden ist so schwerwiegend, dass die Frucht sich nicht weiterentwickelt und abgestoßen wird. Demzufolge wäre die Weiterentwicklung einer in diesem frühen Stadium geschädigten Frucht ausgeschlossen. Die Allgemeingültigkeit dieser Regel wird aufgrund widersprüchlicher tierexperimenteller Untersuchungsergebnisse angezweifelt.

Von klinischer Bedeutung sind:

Teratogene Wirkung: Schädigung im ersten Trimenon (Organogenese = während der Entwicklung der Organe; 18. bis 58. Tag post conceptionem).

Fetotoxische Wirkung: Schädigung im zweiten und dritten Trimenon (Histogenese = während der Entwicklung der Gewebe).

Zu beachten ist, dass es auch ein **Hintergrundrisiko** von etwa 3–5 % gibt, d. h. ohne Vorliegen von Risikofaktoren bzw. ohne Einnahme von Medikamenten treten große Fehlbildungen auf. Zudem enden 10–20 % der diagnostizierten Schwangerschaften vor der 20. Schwangerschaftswoche, unabhängig von jeglicher Medikamenteneinnahme.

> **Beachte:** Eine hohe Empfindlichkeit gegenüber toxischen Einflüssen besteht während der Organogenese in der Embryonalentwicklungsphase vom etwa 15. bis 60. Tag nach der Befruchtung. Die meisten Fehlbildungen werden in dieser Phase ausgelöst.

Während der Entwicklung der Gewebe (Histogenese) und der nachfolgenden Reifung der Organfunktion in der Fetalphase nimmt die Empfindlichkeit wieder ab. In diesem Zeitraum (2. und 3. Trimenon) können toxische Stoffe zu Funktionsstörungen führen. Andere Noxen führen zu sekundären Fehlbildungen (Disruptionen), wenn sich primär normal angelegte Organe krankhaft weiterentwickeln.

Risikoklassifizierung von Analgetika

Informationen zur Anwendung von Schmerzmitteln in Arzneimittelkatalogen (z. B. Rote Liste®), auf Packungsbeilagen und in Fachinformationen beinhalten oft ungenaue bzw. widersprüchliche Angaben, die sich häufig mehr an den haftungsrechtlichen Interessen des Herstellers als am aktuellen Kenntnisstand orientieren.

In der Roten Liste® wird eine Einteilung des Schwangerschaftsrisikos in „Chiffren" von 1–11 vorgenommen, die mit „Gr" für Gravidität abgekürzt sind. Die Chiffren Gr 1–3 beschreiben umfangreiche Anwendungen am Menschen und dass kein Verdacht auf eine embryotoxische bzw. teratogene Wirkung besteht. Die Chiffren Gr 4–6 klassifizieren Medikamente, bei denen keine ausreichenden Erfahrungen beim Menschen vorliegen und daher eine Bewertung anhand tierexperimenteller Daten erfolgt. Die Arzneimittel dieser Klassifikationsstufen Gr 4–6 haben kein nennenswertes teratogenes Potenzial. Laut Chiffre Gr 7 besteht ein embryotoxisches bzw. teratogenes Risiko beim Menschen (1. Trimenon), bzw. lt. Chiffre Gr 8 ein fetotoxisches Risiko (2. und 3. Trimenon). Chiffre Gr 9 beschreibt ein Risiko perinataler Komplikationen oder Schädigungen, Chiffre Gr 10 ein Risiko unerwünschter hormonspezifischer und Chiffre Gr 11 ein Risiko mutagener bzw. kanzerogener Wirkung.

In Analogie zur Schwangerschaft sind in der Roten Liste® auch 5 Chiffren für die Stillzeit, „LA" abgekürzt, verzeichnet. In Chiffre LA 1 ist unbekannt, ob die Substanz in die Milch übergeht. In Chiffre LA 2 ist dies bekannt, aber unklar, ob dies eine Schädigung des Säuglings hervorruft. Die Chiffren LA 3 und LA 4 weisen darauf hin, dass eine Passage in die Milch stattfindet und dies entweder vorübergehend das Befinden des Säuglings beeinträchtigt oder eine ernsthafte Schädigung eintritt. Chiffre LA 5 steht für eine verminderte Milchproduktion.

Der Vermerk „kontraindiziert" wird sowohl zur Warnung vor einem ernst zu nehmenden entwicklungstoxischen Potenzial verwendet als auch zum Hinweis auf den Umstand, dass die vorliegenden Erfahrungen nicht ausreichen, um eine Bewertung der potenziellen klinischen Risiken vorzunehmen. Im Zweifelsfall wird die Beratung durch ein embryonaltoxikologisches Zentrum empfohlen, das eine kostenlose Beratung anbietet.

Planung der analgetischen Pharmakotherapie

Aufgrund der guten Plazentagängigkeit der meisten analgetisch wirksamen Substanzen ist die Exposition des Embryos durch die analgetische Pharmakotherapie der Mutter in der Regel unvermeidlich.

Grundsätzlich sollten folgende Grundregeln bei der Behandlung von Schmerzen in der Schwangerschaft eingehalten werden:

- Bei akuten Schmerzen sollte primär eine kausal gerichtete Therapie erfolgen.
- Nichtpharmakologischen Behandlungsoptionen sollte, wann immer möglich, der Vorzug gegeben werden. Es gibt eine Vielzahl von derartigen Behandlungsmöglichkeiten, die von Wärme- oder Kälteanwendung, Physiotherapie, physikalischer Therapie, Osteopathie bis hin zu autogenem Training reichen.
- Die Behandlung von in der Schwangerschaft häufig auftretenden Rückenschmerzen gelingt mit einer multimodalen Therapie und Physiotherapie besser als mit der üblichen Standardtherapie (George et al. 2013).
- Kombinationspräparate meiden.
- In der internationalen Literatur wird die Kombination von Paracetamol mit Codein bei therapierefraktären Schmerzen empfohlen. Codein ist in Deutschland als Analgetikum ungebräuchlich, da es ein Prodrug ist, das erst zu Morphin metabolisiert werden muß, damit eine analgetische Wirkung eintritt. Codein findet Anwendung als Antitussivum. Codein kann unter Umständen eine ausgeprägte Obstipation hervorrufen.
- Bei chronischen Schmerzen ist eine zufriedenstellende Linderung der Schmerzen in der Schwangerschaft anzustreben, da über Wochen und Monate anhaltende starke Schmerzen und die daraus resultierende psychische Belastung den Schwangerschaftsverlauf gefährden können.
- Die transkutane elektrische Nervenstimulation (TENS) sollte während der Schwangerschaft nicht angewendet werden, ist in der

Stillzeit jedoch empfehlenswert. Bei chronischen Schmerzen sind häufig verhaltenstherapeutische Behandlungsverfahren hilfreich.
- Patientinnen im gebärfähigen Alter müssen vor der Verschreibung des Analgetikums gefragt werden, ob eine Schwangerschaft geplant ist bzw. vorliegen könnte. In der Frühschwangerschaft, die unter Umständen gar nicht bemerkt wird, ist die embryonale Entwicklung besonders störungsanfällig.
- An die Möglichkeit einer Schwangerschaft sollte immer auch bei Langzeitbehandlung von Patientinnen im reproduktionsfähigen Alter mit analgetisch wirksamen Substanzen gedacht werden. Je nach Substanz muss die Patientin entweder zur zuverlässigen Verhütung oder zur sorgfältigen Zyklusbeobachtung aufgefordert werden, um die Medikation nach Beginn einer Schwangerschaft rechtzeitig anpassen zu können. Bei chronischen Schmerzen ist die Einstellung auf einen nach aktuellem Kenntnisstand möglichst unbedenklichen Wirkstoff anzustreben.Eine schwangere Schmerzpatientin sollte nur mit Medikamenten behandelt werden, über die möglichst große Erfahrungen vorliegen, d. h. die schon seit vielen Jahren angewendet werden und gegen die keine embryotoxischen Bedenken vorliegen. Auf Neuentwicklungen ohne nachgewiesenen Vorteil oder schlecht untersuchte Medikamente sollte verzichtet werden.
- Die Dosis eines Medikamentes ist so niedrig wie therapeutisch möglich zu wählen. Vor einem Substanzwechsel empfiehlt sich zunächst die Dosissteigerung bis zur Höchstdosis sowie die ausreichend lange Verabreichung, damit erwünschte und unerwünschte Arzneimittelwirkungen verlässlich beurteilt werden können.
- Antikonvulsiva sollten zur Schmerztherapie in der Schwangerschaft möglichst gemieden werden.
- Es ist bekannt, dass bei der Schmerztherapie mit diversen Antikonvulsiva die Wirksamkeit hormoneller Kontrazeptiva durch Enzyminduktion beeinträchtigt wird, wodurch gehäuft unerwartete Schwangerschaften auftreten. In solchen Fällen sollte auf die Applikation oraler Kontrazeptiva verzichtet und die Anwendung eines Intrauterinsystems mit lokaler Gestagenabgabe oder ein Intrauterinpessar bevorzugt werden.
- Zur Prophylaxe oder Therapie von Analgetikanebenwirkungen, z. B. opioidbedingte Obstipation oder Oberbauchbeschwerden unter NSAR, kann auch in der Schwangerschaft eine entsprechende Begleitmedikation verwendet werden.

Kurzübersicht der Therapieoptionen

> **Beachte:** Diese Kurzübersicht ersetzt nicht Recherchen und Überprüfungen der Empfehlungen (siehe nachfolgende Texte).

Schwangerschaft

> **Beachte:** Prinzipiell sind vor der Einnahme von Medikamenten zur Linderung von Schmerzen in der Schwangerschaft und Stillzeit **Behandlungsversuche mit nichtpharmakologischen Therapieoptionen** vorzunehmen:
> Anwendung von Kühlung, Wärme, Ruhigstellung, Bewegung, Massage, Entspannung, autogenes Training etc.

Nozizeptorschmerz (z. B. Verletzung, Entzündung)			
Schwache bis mittelstarke Schmerzen			
	1. Trimenon	2. Trimenon	3. Trimenon
1. Wahl:	Paracetamol	Paracetamol	Paracetamol
	Ibuprofen	Ibuprofen	
2. Wahl	Acetylsalicylsäure	Acetylsalicylsäure	
3. Wahl	Metamizol (*)	Metamizol (*)	
(*) gelegentlich			
Mittelstarke bis starke Schmerzen (wenn Paracetamol o. Ibuprofen nicht ausreichen)			
1. Wahl	Tramadol	Tramadol	Tramadol
2. Wahl	Buprenorphin	Buprenorphin	Buprenorphin
3. Wahl	Pethidin	Pethidin	Pethidin
	Morphin (**)	Morphin (**)	Morphin (**)
(**) strenge Indikationsstellung			

Kurzübersicht der Therapieoptionen — Einleitung

Neuropathischer (chronischer) Schmerz			
1. Wahl	Amitriptylin	Amitriptylin	Amitriptylin
2. Wahl	Lamotrigin	Lamotrigin	Lamotrigin
Schmerz bei Spastik			
	Baclofen (***)	Baclofen (***)	Baclofen (***)
(***) nur ausnahmsweise			
Kopfschmerz / Migräne			
	Sumatriptan (*)	Sumatriptan (*)	Sumatriptan (*)
Varia			
	Butylscopolamin (**)	Butylscopolamin (**)	Butylscopolamin (**)
	Prednison / Prednisolon (****)	Prednison / Prednisolon (****)	Prednison / Prednisolon (****)
(****) auf Dosierungsempfehlung achten			

Stillzeit

Nozizeptorschmerz (z. B. Verletzung, Entzündung)	
Schwache bis mittelstarke Schmerzen	
1. Wahl:	Ibuprofen Paracetamol
2. Wahl	Acetylsalicylsäure (*)
3. Wahl	Metamizol (*)
(*) gelegentlich	
Mittelstarke bis starke Schmerzen (wenn Paracetamol o. Ibuprofen nicht ausreichend)	
1. Wahl	Tramadol
2. Wahl	Morphin Pethidin Buprenorphin

Neuropathischer (chronischer) Schmerz	
1. Wahl	Amitriptylin
2. Wahl	Lamotrigin
3. Wahl	Carbamazepin
Schmerz bei Spastik bzw. muskulärer Genese	
Baclofen (***)	
(***) nur ausnahmsweise	
Kopfschmerz / Migräne	
	Metoprolol (ß-Rezeptorenblocker der Wahl) als Prophylaxe
Varia	
Glukokortikoide	
	Prednison / Prednisolon

Beratungsstellen für Arzneimittelrisiken in der Schwangerschaft

Die nachfolgend aufgeführten Institutionen des European Network of Teratology Information Services (ENTIS) führen telefonisch kostenlose Beratungen über Arzneimittelrisiken in Schwangerschaft und Stillzeit durch und verfügen über Informationsportale im Internet.

Wichtig für die Praxis: Für den deutschsprachigen Raum ist besonders das Pharmakovigilanz- und Beratungszentrum für Embryonaltoxikologie der Charité in Berlin zu nennen. Vor einer Anfrage sollten neben den Schwangerschaftsdaten alle Angaben über Arzneimittel, deren Dosis und Einnahmezeitraum erhoben werden. Um den Kenntnisstand zu den Risiken, aber auch zur Sicherheit von Medikamenten zu verbessern, werden Ärzte und Schwangere ausdrücklich gebeten, Einzelheiten zu der Schwangerschaft einschließlich der verwendeten Medikamente schriftlich oder telefonisch mitzuteilen. Durch diese aktive Mitarbeit können andere Schwangere und Stillende zunehmend profitieren.

Beratungsstellen für Arzneimittelrisiken   Einleitung

Adressen

- Pharmakovigilanz- und Beratungszentrum für Embryonaltoxikologie
  Charité – Universitätsmedizin Berlin
  Spandauer Damm 130, Haus 10
  D-14050 Berlin
  Telefon: (+49) (0) 30 30 30 81 11 (Beratung)
  Fax: (+49) (0) 30 30 30 81 22
  E-mail: mail@embryotox.de
  Internet: www.embryotox.de

- Dr. med. Wolfgang Paulus
  Leiter Institut für Reproduktionstoxikologie
  Elisabethenstr. 17
  D-88212 Ravensburg
  Telefon: (+49) (0) 75 18 72 79 9
  Fax: (+49) (0) 75 18 72 79 8
  E-mail: paulus@reprotox.de

- Dr. Herbert Juch
  Forschungseinheit Humane Teratogene
  Institut für Zellbiologie, Histologie and Embryologie sowie
  Institut für Humangenetik
  Medizinische Universität Graz
  Harrachgasse 21/7
  A-8010 Graz
  Telefon: (+43) (0) 31 63 80 41 11 oder 42 30
  Fax: (+43) (0) 31 63 80 96 25
  Email: mail@embryotox.at bzw. herbert.juch@medunigraz.at
  Internet: www.embryotox.at

- Swiss Teratogen Information Service (STIS)
  Hôpital de Beaumont
  6ème étage
  CH-1011 Lausanne-CHUV
  Telefon: (+41) (0) 21 31 14 42 67
  Fax: (+41) (0) 21 31 14 42 66
  E-mail: stis@chuv.ch
  Internet: www.swisstis.ch

Nichtopioidanalgetika

Paracetamol

Paracetamol ist eines der am häufigsten eingesetzten Schmerzmittel und ist rezeptfrei (over-the-counter, OTC) käuflich (Werler et al. 2005). Da bei rezeptfrei erhältlichen Medikamenten die Kontrolle durch den Arzt fehlt, liegt eine besondere Bedeutung in der verantwortungsvollen Beratung durch den Apotheker. Diese Sorgfaltspflicht bzw. Verantwortung des abgebenden Apothekers gilt für alle OTC-Analgetika. Paracetamol wird vor allem bei Kopfschmerzen und muskuloskelettalen bzw. arthrotischen Beschwerden, aber auch bei anderen Schmerzen empfohlen.

Erfahrungen in der Schwangerschaft

Embryonalperiode (1. Trimenon)

Paracetamol ist plazentagängig, fetale Konzentrationen gleichen den mütterlichen. Nach aktuellem Kenntnisstand erhöht Paracetamol das Fehlbildungsrisiko nicht (Rebordosa et al. 2008), im Gegenteil fand sich sogar ein gewisser protektiver Effekt gegenüber einigen Fehlbildungen, wenn Paracetamol zur Fiebersenkung eingenommen wurde (Feldkamp et al. 2010, Scialli et al. 2010). Ein Risiko für Kryptorchismus besteht nur bei einer Paracetamolexposition in der 8.–14. Schwangerschaftswoche und einer mehr als 4-wöchigen Einnahme (Jensen et al. 2010).

Fetalperiode (2.–3. Trimenon) und perinatal

In der Fetalperiode ist die Anwendung von Paracetamol innerhalb der therapeutischen Breite unproblematisch. Ein Zusammenhang zwischen der Einnahme von Paracetamol und dem Auftreten von Asthma im Kindesalter konnte bisher weder zweifelsfrei nachgewiesen noch sicher ausgeschlossen werden (Bakkeheim et al. 2011, Eyers et al. 2011, Garcia-Marcos et a. 2009, Kang et al. 2009, Perzanowski et al. 2010). Für die Entwicklung eines Kryptorchismus gibt es Hinweise, u. a. in einer populationsbasierten Studie bei Müttern mit einer Paracetamolanwendung zwischen der 14.–22. Schwangerschaftswoche (Snijder et al. 2012) sowie einer *in vitro*-Untersuchung an kultivierten fetalen Hodenzellen (Mauzad-Guittot et al. 2013). Weitere Studien sehen einen Zusammenhang zwischen der Paracetamoleinnahme in der Schwangerschaft und dem Auftreten eines Hyperaktivitätssyndroms (ADHS) beim Kind (Brandlistuen et al. 2013, Liew et al. 2014, Thompson et al. 2014), wobei offensichtlich eine längerfristige Einnahme vorliegen muss (Liew et al. 2014, Blaser & Allen 2014).

Empfehlungen zur Anwendung in der Schwangerschaft

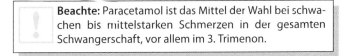
Beachte: Paracetamol ist das Mittel der Wahl bei schwachen bis mittelstarken Schmerzen in der gesamten Schwangerschaft, vor allem im 3. Trimenon.

Stillzeit

In der Stillzeit sind Paracetamol (und Ibuprofen) Analgetika der ersten Wahl.

Acetylsalicylsäure

Ab einer Einzeldosis von 500 mg wirkt Acetylsalicylsäure inhibitorisch auf die Prostaglandinsynthese und wirkt somit antiphlogistisch und analgetisch. In einer niedrigen Dosis (100 bis 300 mg/d) hemmt die Acetylsalicylsäure die Cyclooxygenase in den Thrombozyten irreversibel und unterbindet die Synthese von Thromboxan und die Synthese von Vitamin K-abhängigen Gerinnungsfaktoren. Die low dose-Therapie (bis 300 mg) hat bisher in der Schwangerschaft keine negativen Auswirkungen auf den Embryo und Feten gezeigt. Salicylate werden nach oraler Gabe schnell resorbiert und sind gut plazentagängig. Die hepatische und renale Elimination erfolgt beim Fetus und beim Neugeborenen nur langsam.

Erfahrungen in der Schwangerschaft

Embryonalperiode (1. Trimenon)

Aufgrund der bisherigen Untersuchungsergebnisse besteht kein nennenswertes teratogenes bzw. embryotoxisches Risiko (Kallen & Otterblad Olauson 2003, Kozer et al. 2002). Fall-Kontroll-Studien liefern Hinweise für ein gehäuftes Auftreten einer Gastroschisis (Draper et al. 2008, Werler et al. 2002)

Fetalperiode (2.–3. Trimenon) und perinatal

Durch die Verringerung der Uteruskontraktilität können Prostaglandinsyntheseinhibitoren wie Acetylsalicylsäure die Wehentätigkeit herabsetzen. Dadurch kann Acetylsalicylsäure die Schwangerschaftsdauer und den Geburtsvorgang verlängern. Nach Einnahme von Acetylsalicylsäure kann unter der Geburt der mütterliche Blutverlust erhöht sein.

> **Beachte:** Die Hemmung der Prostaglandinsynthese durch Acetylsalicylsäure kann etwa ab der 28. Schwangerschaftswoche zu einer Verengung bzw. einem vorzeitigen Verschluss des Ductus arteriosus (DA) Botalli führen. Bereits eine einzelne analgetische Einzeldosis von 500 mg kann insbesondere bei Frühgeburtlichkeit die Blutungsbereitschaft des Fetus peripartal erhöhen.

Empfehlungen zur Anwendung in der Schwangerschaft

> **Wichtig für die Praxis:** Bis zur 28. Schwangerschaftswoche ist Acetylsalicylsäure Analgetikum der zweiten Wahl. Nach der 28. Schwangerschaftswoche sollte sie nicht angewendet werden (Risiko des Ductus-arteriosus-Verschlusses). Die Applikation analgetischer Einzeldosen in der Schwangerschaft erfordert keine Konsequenz.

Metamizol   Nichtopioidanalgetika

  Beachte: Die wiederholte Einnahme von Dosen höher als 500 mg im letzten Schwangerschaftsdrittel erfordert die dopplersonographische Kontrolle des fetalen Ductus arteriosus.

Stillzeit

Bei gelegentlicher Einnahme von bis zu 1,5 g/Tag Acetylsalicylsäure sind bei gestillten Kindern keine unerwünschten Arzneimittelwirkungen inklusive Gerinnungsstörungen oder ein Reye-Syndrom zu erwarten. Paracetamol und Ibuprofen sind jedoch zu bevorzugen.

  Beachte: Von der regelmäßigen Einnahme der Acetylsalicylsäure in analgetischer Dosierung während der Stillzeit wird dringend abgeraten (Unsworth et al. 1987).

Metamizol

Metamizol entfaltet seine schmerzlindernde Wirkung u. a. über die Hemmung der Prostaglandinsynthese. Darüber hinaus senkt es den Tonus der glatten Muskulatur und ist somit besonders bei kolikartigen Schmerzen wirksam. Metamizol wird vor allem in Europa verordnet, wohingegen es im angloamerikanischen Sprachraum nahezu unbekannt ist. Metamizol ist plazentagängig (Giroux et al. 1990).

Erfahrungen in der Schwangerschaft

Embryonalperiode (1. Trimenon)

Aufgrund der bisherigen Untersuchungsergebnisse besteht mit hoher Wahrscheinlichkeit kein nennenswertes teratogenes bzw. embryotoxisches Risiko durch Anwendung von Metamizol in der Frühschwangerschaft (Bar-Oz et al. 2005, Da Silva dal Pizzol et al. 2009).

Fetalperiode (2.–3. Trimenon) und perinatal

Nach der 28. Schwangerschaftswoche sollte Metamizol nicht angewendet werden, da ein vorzeitiger Verschluss des Ductus arteriosus und die Entwicklung eines Oligohydramnions hervorgerufen werden kann (Weintraub et al. 2006).

Empfehlungen zur Anwendung in der Schwangerschaft

Auf die Einnahme von Metamizol sollte während der Schwangerschaft möglichst verzichtet werden. Die Exposition im 1. Trimenon macht weder invasive Diagnostik, noch einen Schwangerschaftsabbruch erforderlich. Zur Bestätigung der normalen fetalen Entwicklung kann eine sonographische Feindiagnostik durchgeführt werden.

> **Beachte:** Nach wiederholter Einnahme im 2. bzw. 3. Trimenon sollte der (drohende) vorzeitige Verschluss des Ductus arteriosus sowie ein Oligohydramnion durch regelmäßige dopplersonographische Kontrollen (ein- bis zweimal wöchentlich) ausgeschlossen werden.
>
> Metamizol und Phentylbutazon sollten nach der 28. Schwangerschaftswoche nicht eingesetzt werden.

Stillzeit

Insgesamt liegen nur wenige Erfahrungen vor. Über Zyanoseanfälle bei einem Säugling wurde berichtet. Einzelne Gaben von Metamizol erfordern keine Einschränkung beim Stillen. Nach Möglichkeit sollte die analgetische Medikation mit Metamizol während der Stillzeit auf Paracetamol oder Ibuprofen umgestellt werden.

Nichtsteroidale Antirheumatika (Non-Steroidal Anti-Inflammatory Drugs, NSAID)

Zu der Substanzgruppe der NSAIDs zählen u. a. →

Nichtsteroidale Antirheumatika   Nichtopioidanalgetika

Pyrazolonderivate:
Phenylbutazon

Arylessigsäurederivate:
Diclofenac
Aceclofenac
Indometacin
Acemetacin
Etodolac
Ketorolac

Anthranilsäurederivate:
Mefenaminsäure

Arylpropionsäurederivate:
Ibuprofen
Dexibuprofen
Ketoprofen
Dexketoprofen
Naproxen
Tiaprofensäure

Oxicamderivate:
Piroxicam
Meloxicam
Tenoxicam

Coxibe:
Celecoxib
Etoricoxib
Parecoxib
Rofecoxib

Die analgetische Wirkung der NSAIDs beruht auf der Synthesehemmung von Prostaglandinen, die bei Gewebeschädigung und besonders bei inflammatorischen Prozessen freigesetzt werden. NSAIDs wirken somit am besten bei Nozizeptorschmerzen bzw. neuropathischen Schmerzen entzündlicher Genese.

Zu den NSAID zählen die nichtselektiven COX-1 Hemmer und die selektiven COX-2 Hemmer.

> **Beachte: Risiko von LUF.** Durch die Hemmung der Prostaglandinsynthese, insbesondere bei längerfristiger Einnahme, und der Hemmung der Ovulation kann es zur Ausbildung von „luteinisierten unrupturierten Follikeln, LUF" kommen (Micu et al.2011). LUF trat überwiegend nach Einnahme von Etoricoxib und nur geringfügig nach Diclofenac auf, wohingegen Ibuprofen bis zu 1600 mg Tagesdosis kein erhöhtes Risiko aufzeigt.
>
> **Abortrisiko.** Zum Abortrisiko nach Einnahme von NSAID gibt es widersprüchliche Daten. Zum einen zeigt die Einnahme von Naproxen und Ibuprofen um den Kontrazeptionszeitpunkt (Li et al. 2003) und die Einnahme von Diclofenac, Naproxen, Celecoxib, Ibuprofen, Rofecoxib (Nakhai-Pour et al.2011) ein erhöhtes Abortrisiko, zum anderen konnte dies nicht bestätigt werden (Daniel et al. 2014). In diesem Zusammenhang wird ein nicht unwesentlicher Bias vermutet, in der Form, dass bei Frauen, die einen Abort erlitten hatten, NSAIDs wegen der Unterbauchschmerzen eingenommen wurden (Daniel et al. 2015).
>
> **Perisistierende pulmonale Hypertonie.** Im Gegensatz zu Studien mit kleineren Fallzahlen aus vornehmlich den 1990-iger Jahren konnte in einer großen, multizentrischen epidemiologischen Studie keine Evidenz dafür gefunden werden, dass ein Zusammenhang zwischen der Einnahme von NSAIDs und persisistierender pulmonaler Hypertonie besteht (Van Marter et al. 2013).

> **Beachte:** Da die Datenlage und Erfahrung nur bei Ibuprofen eine gesicherte Aussage zulässt, werden nachfolgend nur für Ibuprofen die Auswirkungen auf die Schwangerschaft und Stillzeit beschrieben.
>
> **Wichtig ist jedoch, dass die Eigenschaften von Ibuprofen nicht auf andere NSAIDs übertragbar sind.**

Ibuprofen

Erfahrungen in der Schwangerschaft

Embryonalperiode (1. Trimenon)

Aufgrund der bisherigen Untersuchungsergebnisse und der umfangreichen Erfahrung besteht kein nennenswertes teratogenes bzw. embryotoxisches Risiko (Damase-Michel et al. 2014, Antonucci et al. 2012). Jedoch zeigt eine Fall-Kontroll-Studie eine Assoziation zwischen der Einnahme von Ibuprofen im ersten Trimenon und der Mundspaltenbildung, Spina bifida, Anophthalmie und Mikrophthalmie (Hernandez et al. 2012).

Fetalperiode (2.–3. Trimenon) und perinatal

Im letzten Trimenon können nichtsteroidale Antirheumatika (NSAID) wie Ibuprofen den vorzeitigen Verschluss des Ductus arteriosus Botalli hervorrufen. Das Risiko vor der 32. Schwangerschaftswoche soll 5–10 % betragen, ab der 34. Schwangerschaftswoche fast 100 %. Die Empfindlichkeit des Ductus arteriosus Botalli nimmt mit fortschreitendem Gestationsalter zu. Weiterhin kann im letzten Trimenon die fetale bzw. neonatale Nierenperfusion durch Applikation von NSAID bis zur Anurie gehemmt werden. Darüber hinaus stehen sowohl das Auftreten eines persistierenden pulmonalen Hypertonus als auch das Auftreten einer nekrotisierenden Enterokolitis (NEC) möglicherweise im Zusammenhang mit der NSAID-Exposition im letzten Schwangerschaftsdrittel.

Empfehlungen zur Anwendung in der Schwangerschaft

Die Prostaglandinsynthese-inhibierende Wirkung wurde auch zur Wehenhemmung eingesetzt, vornehmlich mit Indomethacin und Sulindac.

> **Beachte:** Im 1. Trimenon sind Ibuprofen und Paracetamol Analgetika der Wahl. Im 2. Trimenon bis zur 28. Schwangerschaftswoche kann Ibuprofen gelegentlich gegeben werden. Auch die Anwendung von Diclofenac ist möglich. Ab der

28. Schwangerschaftswoche sollte auf die Anwendung von NSAIDs wie Ibuprofen und Diclofenac verzichtet werden (Damase-Michel et al. 2014). Nach wiederholter Einnahme im 2. bzw. 3. Trimenon sollte der (drohende) vorzeitige Verschluss des Ductus arteriosus sowie ein Oligohydramnion durch regelmäßige dopplersonographische Kontrollen (ein- bis zweimal wöchentlich) ausgeschlossen werden.

Stillzeit

In der Stillzeit gehört Ibuprofen ebenso wie Paracetamol aufgrund seiner guten Verträglichkeit zu den Analgetika der Wahl. Aus der Gruppe der NSAIDs sollte Ibuprofen bevorzugt verwendet werden. Ibuprofen geht nur zu einem ganz geringen Teil in die Milch über (Townsend et al. 1984).

Opioidanalgetika

Opioide werden üblicherweise bei mittelstarken und starken Schmerzen eingesetzt und wirken bei Nozizeptorschmerzen und in geringerem Maße auch bei neuropathischen Schmerzen.

Zu den bei Schmerzen angewandten Opioiden hören:

- Buprenorphin
- Fentanyl
- Hydromorphon
- Meptazinol
- Morphin
- Oxycodon
- Pethidin
- Piritramid
- Tapentadol
- Tilidin
- Tramadol

Andere Opioide wie Fentanyl, Sufentanil, Alfentanil, Remifentanil finden überwiegend Anwendung in der Anästhesiologie bei Narkosen und werden mit Ausnahme des Fentanyls, das als Pflastersystem bei chronischen Schmerzen genutzt wird, daher nicht besprochen.

Beachte: Opioidanalgetika sollten nur dann angewendet werden, wenn Paracetamol oder Ibuprofen (bis 28. SSW) nicht ausreichend wirksam sind.

Alle Opioide können in Abhängigkeit von Einnahmedauer, -zeitpunkt und Dosis zur Atemdepression beim Neugeborenen führen. Frühgeborene sind aufgrund der Unreife ihres Atemzentrums besonders gefährdet. Je nach Dosis, Einnahmedauer bzw. Abstand der letzten Einnahme zum Geburtstermin können Entzugserscheinungen beim Neugeborenen teilweise verzögert auftreten.

Tilidin

Tilidin ist ein synthetischer Opiatrezeptoragonist und wird immer in Kombination mit dem Opioidrezeptorantagonisten Naloxon verwendet. Tilidin ist ein Prodrug, welches in der Leber in das analgetisch potente Nortilidin umgewandelt wird.

Erfahrungen in der Schwangerschaft

Embryonalperiode (1. Trimenon)

Systematische Untersuchungen zur Anwendung von Tilidin in der Frühschwangerschaft liegen nicht vor. Nach aktuellem Kenntnisstand besteht kein nennenswertes teratogenes bzw. embryotoxisches Risiko.

Fetalperiode (2.–3. Trimenon) und perinatal

Zur Anwendung von Tilidin im 2. und 3. Trimenon sowie perinatal liegen nur wenige Erfahrungsberichte vor.

 Wichtig für die Praxis: Alle Opioide können nach Dauertherapie bzw. bei Applikation bis zur Geburt Atemdepression und Entzugserscheinungen beim Neugeborenen hervorrufen.

Empfehlungen zur Anwendung in der Schwangerschaft

Aufgrund fehlender systematischer Studien zu Tilidin sollten besser untersuchte Substanzen bevorzugt werden. Da Opioide bei regelmäßiger Einnahme bis zur Geburt beim Neonaten zu Atemdepression und/oder schweren Entzugssymptomen führen können, sollte die Entbindung in einer Klinik mit Perinatalzentrum erfolgen, um eine optimale Versorgung des Neugeborenen zu ermöglichen. Als Opioidanalgetika in der Schwangerschaft sind Tramadol oder auch Buprenorphin zu bevorzugen.

Stillzeit

Erfahrungen zur Anwendung von Tilidin/Naloxon in der Stillzeit fehlen. Im Allgemeinen sollten Opioidanalgetika in der Stillzeit nur kurzzeitig (maximal 2–3 Tage) angewendet werden.

Wichtig für die Praxis: Einzelgaben von Tilidin/Naloxon erfordern keine Einschränkung beim Stillen. Kinder mit Apnoeneigung sollten überwacht werden.

Tramadol

Tramadol ist ein Prodrug, das erst nach Metabolisierung zu O-Desmethyltramadol analgetische Wirkung zeigt, Tramadol selbst erzeugt nur Übelkeit. Es ist ein Agonist an µ-Opioidrezeptoren. Weiterhin hemmt es die Wiederaufnahme von Noradrenalin und steigert die Freisetzung von Serotonin und erhöht somit deren Konzentrationen im synaptischen Spalt. Tramadol kann zur Linderung von Nozizeptorschmerzen und von neuropathischen Schmerzen beitragen.

Erfahrungen in der Schwangerschaft

Embryonalperiode (1. Trimenon)

Trotz der langjährigen Markterfahrung besteht nach aktuellem Kenntnisstand kein nennenswertes teratogenes bzw. embryotoxisches Risiko (Gouraud et al. 2010, de Swart et al. 2015). Der Zusammenhang zwischen einer erhöhten Rate von Fußfehlbildungen (Pes equinovarus) und der mütterlichen Tramadoleinnahme in der Frühschwangerschaft ist nicht ausreichend belegt.

Fetalperiode (2.–3. Trimenon) und perinatal

Hohe Dosen am Ende der Schwangerschaft können beim Kind zu Atemdepression und/oder Entzugserscheinungen, wie Zittrigkeit, Myoklonien und erhöhter Erregbarkeit führen. Diese Symptome können verzögert auftreten und eine mehrwöchige Behandlung erforderlich machen (O'Mara et al. 2010).

Empfehlungen zur Anwendung in der Schwangerschaft

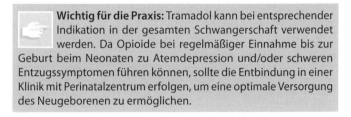

Wichtig für die Praxis: Tramadol kann bei entsprechender Indikation in der gesamten Schwangerschaft verwendet werden. Da Opioide bei regelmäßiger Einnahme bis zur Geburt beim Neonaten zu Atemdepression und/oder schweren Entzugssymptomen führen können, sollte die Entbindung in einer Klinik mit Perinatalzentrum erfolgen, um eine optimale Versorgung des Neugeborenen zu ermöglichen.

Stillzeit

Berichte über Intoxikationssymptome beim gestillten Säugling liegen nicht vor (Bloor et al. 2012). Wenn eine Therapie mit Paracetamol und/oder Ibuprofen nicht ausreichend wirkt, ist eine kurzfristige Behandlung mit Tramadol möglich. Einzelne Gaben erfordern keine Einschränkung beim Stillen. Bei langfristiger Tramadoleinnahme der Mutter sollte der gestillte Säugling insbesondere bei Apnoeneigung überwacht werden.

Tapentadol

Tapentadol ist ein neues Opioid, das am µ-Opioidrezeptor bindet und die Noradrenalinwiederaufnahme hemmt. Im Tierversuch zeigt Tapentadol keine teratogene Wirkung, beim Menschen fehlen dokumentierte Erfahrungen. Ein Anwendung in der Schwangerschaft und Stillzeit wird daher nicht empfohlen.

Codein

Codein wird in analgetisch wirksamen Kombinationspräparaten mit Paracetamol, Acetylsalicylsäure, Diclofenac angeboten. Codein selbst wirkt nur schwach analgetisch, aber gut antitussiv. Eine bessere analgetische Wirkung kommt durch die Metabolisierung über Cytochrom P450 (CYPC2D6) zu Morphin zustande. Bei sogenannten „ultra rapid metabolizers" treten sehr schnell hohe Morphinspiegel auf, was zu einer schnellen Schmerzlinderung, aber auch zu erheblichen und mitunter bedrohlichen Nebenwirkungen führen kann,

Beachte: Codein wird im deutschsprachigen Raum überwiegend als Antitussivum und nicht als Monosubstanz zur Schmerzlinderung eingesetzt.

Erfahrungen in der Schwangerschaft

Embryonalperiode (1. Trimenon)

Die Erhöhung des Fehlbildungsrisikos durch Codein scheint gering zu sein. Eine retrospektive Studie mit methodischen Mängeln diskutiert ein erhöhtes Risiko für Herzfehlbildungen, Spina bifida und Gastroschisis (Broussard et al. 2011).

Fetalperiode (2.–3. Trimenon) und perinatal

Bei regelmäßiger Einnahme von Opioiden bis zur Geburt können beim Neonaten Atemdepression und/oder schwere Entzugssymptome, wie Tremor, Zittrigkeit, Diarrhoe und Trinkschwäche, auftreten. Auch Krampfanfälle und zerebrale Perfusionsstörungen kommen vor. Diese Effekte sind bei sporadischer Anwendung in analgetischer Dosierung (bis 240 mg Tagesdosis) nicht zu erwarten.

Empfehlungen zur Anwendung in der Schwangerschaft

Beachte: In der aktuellen Literatur wird zu einem zurückhaltenden Einsatz von Codein in der Schwangerschaft angeraten (Palanisamy & Bailey 2014).

> **Wichtig für die Praxis:** In Kombination mit Paracetamol kann Codein in allen Phasen der Schwangerschaft kurzfristig verwendet werden, wenn Ibuprofen (nur bis 28. Schwangerschaftswoche) nicht ausreichend wirkt. Bei regelmäßiger Anwendung bis zur Geburt muss beim Neugeborenen mit Atemdepression und teilweise schweren Entzugssymptomen gerechnet werden. In diesen Fällen sollte die Entbindung in einer Geburtsklinik mit Perinatalzentrum erfolgen, um eine optimale Versorgung des Kindes zu ermöglichen. Von den Opioidanalgetika sollten Tramadol oder auch Buprenorphin bevorzugt verwendet werden.

Stillzeit

Bei Müttern, die Codein schnell zu Morphin metabolisieren, können für das Kind toxische Morphinkonzentrationen in der Muttermilch erreicht werden. Das Auftreten von Atemdepression und -stillstand ist beschrieben (Madadi et al. 2007, 2011). Meistens führen analgetische Dosierungen jedoch nicht zu Intoxikationssymptomen beim gestillten Kind.

Codein sollte mit Paracetamol kombiniert nicht länger als 2 bis 3 Tage hintereinander eingenommen werden (Madadi et al. 2007). Ibuprofen (nicht im 3. Trimenon!) sollte bevorzugt verabreicht werden. Sollte die Gabe eines Opioids notwendig sein, können primär Fentanyl oder Morphin appliziert werden, da hier die mütterliche Metabolisierungsrate keinen wesentlichen Einfluss auf die Verträglichkeit beim Kind hat. Im Allgemeinen sollten Opioidanalgetika in der Stillzeit nur kurzzeitig angewendet werden. Kinder mit Apnoeneigung sollten überwacht werden.

Morphin und Hydromorphon

Morphin und Hydromorphon werden in erster Linie zur Behandlung von Nozizeptorschmerzen angewendet. Morphin ist plazentagängig. Es gibt keine systematischen Studien zur teratogenen Wirkung von Morphin und Hydromorphon.

Erfahrungen in der Schwangerschaft

Embryonalperiode (1. Trimenon)

Es gibt kaum systematische Untersuchungen zur Anwendung von Morphin in der Frühschwangerschaft. Bei langjähriger Markterfahrung besteht nach aktuellem Kenntnisstand kein nennenswertes teratogenes bzw. embryotoxisches Risiko (Stanhope et al. 2013).

Fetalperiode (2.–3. Trimenon) und perinatal

Die Angaben zur fetotoxischen Wirkung von Morphin sind widersprüchlich. Morphin kann möglicherweise bei langfristiger Anwendung eine Vasokonstriktion der plazentaren sowie der fetalen zerebralen Arterien hervorrufen (Collins et al. 2005).

Bei Verabreichung unter der Geburt kann Morphin zur Atemdepression beim Neugeborenen führen.

> **Beachte:** Die regelmäßige Einnahme von Morphin bis zur Geburt kann beim Neonaten Atemdepression und/oder schwere Entzugssymptome mit Krampfanfällen hervorrufen. Ohne spezifische Therapie können diese tödlich verlaufen. Bleibende Defektzustände sind nach erfolgreicher Therapie nicht zu erwarten. Möglicherweise ist eine erhöhte Inzidenz des plötzlichen Kindstodes (SIDS) bei pränatal exponierten Kindern vorhanden. Ein akuter Opioidentzug während der Schwangerschaft kann den intrauterinen Fruchttod oder vorzeitige Wehen hervorrufen.

Empfehlungen zur Anwendung in der Schwangerschaft

Bei strenger Indikationsstellung kann Morphin in der Schwangerschaft angewendet werden.

Da die Verabreichung von Morphin kurz vor der Geburt beim Neonaten zu Atemdepression und/oder schweren Entzugssymptomen führen kann, sollte die Entbindung in einer Geburtsklinik mit Perinatalzentrum erfolgen, um eine optimale Versorgung des Neugeborenen zu ermöglichen. Zur Opioidanalgesie in der Schwangerschaft sind auch Tramadol oder Buprenorphin geeignet.

Stillzeit

Berichte über schwerwiegende Nebenwirkungen bei gestillten Kindern liegen nicht vor. Im Allgemeinen sollten Opioidanalgetika in der Stillzeit nur kurzzeitig angewendet werden. Wegen der atemdepressiven Wirkung sollten Kinder mit Apnoeneigung überwacht werden.

Oxycodon

Oxycodon ist ein Opioid mit Affinität zu κ-, μ- und δ-Rezeptoren in Gehirn und Rückenmark. Oxycodon ist plazentagängig.

Erfahrungen in der Schwangerschaft

Embryonalperiode (1. Trimenon)

Es gibt kaum systematische Untersuchungen zur Anwendung von Oxycodon in der Frühschwangerschaft. Nach aktuellem Kenntnisstand besteht kein nennenswertes teratogenes bzw. embryotoxisches Risiko (Koren et al. 2010, Broussard et al. 2011).

Fetalperiode (2.–3. Trimenon) und perinatal

Bei regelmäßiger Einnahme von Oxycodon bis zur Geburt können beim Neonaten Atemdepression und/oder schwere Entzugssymptome wie Tremor, Zittrigkeit, Diarrhoe und Trinkschwäche auftreten. Die Entzugssymptomatik kann postpartal um 40 bis 72 Stunden verzögert auftreten und eine mehrwöchige Behandlung erfordern.

Empfehlungen zur Anwendung in der Schwangerschaft

Oxycodon kann bei strenger Indikationsstellung kurzzeitig gegeben werden. Nach regelmäßiger Einnahme von Oxycodon im 2./3. Trimenon oder bis zur Geburt sollte die Entbindung in einer Geburtsklinik mit Perinatalzentrum erfolgen, um eine optimale Versorgung des Neugeborenen zu ermöglichen.

Pethidin

Pethidin wirkt analgetisch und hat eine spasmolytische Wirkung auf die glatte Muskulatur. Es wird daher bevorzugt bei kolikartigen Schmerzen, d. h. Schmerzen, die von Hohlorganen ausgehen, angewendet.

Beachte: Pethidin kann bereits in niedriger Dosis eine metabolische Azidose (pH < 7,12) beim Neugeborenen auslösen. Alle durch Pethidin hervorgerufenen Wirkungen können durch intramuskuläre Gabe von Naloxon antagonisiert werden.

Erfahrungen in der Schwangerschaft

Embryonalperiode (1. Trimenon)

Zur Anwendung von Pethidin in der Frühschwangerschaft liegen keine systematischen Untersuchungen vor. Nach aktuellem Kenntnisstand besteht kein nennenswertes teratogenes bzw. embryotoxisches Risiko.

Fetalperiode (2.–3. Trimenon) und perinatal

Die mehrfach nach parenteraler Applikation beschriebene metabolische Azidose beim Neugeborenen hängt am ehesten mit der arteriellen Hypotonie der Mutter nach Pethidinüberdosierung zusammen. Die Gabe von Pethidin vor der Geburt kann bei Neugeborenen und insbesondere Frühgeborenen Atemdepression und Anpassungsstörungen mit neurophysiologischen Auffälligkeiten (z. B. Trinkstörungen, Regulationsstörungen der Körpertemperatur) hervorrufen, die mehrere Tage anhalten (Morrison et al. 1987).

Wichtig für die Praxis: Pethidin wird aufgrund der verminderten Metabolisierungsrate beim Neugeborenen nur langsam abgebaut. Die Halbwertszeit beträgt bis zu 18 h gegenüber 3–4 h beim Erwachsenen. Die Halbwertszeit des aktiven Metaboliten Norpethidin beträgt sogar 29–85 h. Pethidin wird in der Geburtshilfe zur Linderung des Wehen- und Geburtsschmerzes verabreicht. Die wiederholte Applikation unter der Geburt kann zur Kumulation beim Kind und deutlich höherem Blutspiegel als bei der Mutter führen.

Bei Dauertherapie in der Schwangerschaft kann es zu Entzugssymptomen beim Neugeborenen kommen, die eine langfristige Behandlung erforderlich machen.

Empfehlungen zur Anwendung in der Schwangerschaft

Die Anwendung von Pethidin ist bei strenger Indikationsstellung während der gesamten Schwangerschaft möglich.

 Wichtig für die Praxis: Bei regelmäßiger Anwendung in der Frühschwangerschaft wird zur Bestätigung der normalen fetalen Organentwicklung eine Ultraschall-Diagnostik empfohlen. Bei wiederholter Verabreichung von Pethidin unter der Geburt kann eine Atemdepression, bei regelmäßiger Anwendung im 2./3. Trimenon können schwere Entzugserscheinungen beim Neugeborenen auftreten. In diesen Fällen sollte die Entbindung in einer Geburtsklinik mit Perinatalzentrum erfolgen, um eine optimale Versorgung des Neugeborenen zu ermöglichen. Paracetamol oder Ibuprofen (nur vor der 28. Schwangerschaftswoche) sollten primär gegeben werden.

Stillzeit

Bei entsprechender Indikation kann Pethidin für kurze Zeit auch in der Stillzeit verwendet werden. Aufgrund der langsamen Verstoffwechselung können sich Pethidin und sein aktiver Metabolit Norpethidin im Gewebe des Neugeborenen und besonders des Frühgeborenen anreichern. Eine vorsichtige Dosierung wird empfohlen. Einzeldosen erfordern keine Einschränkung beim Stillen. Frühgeborene und Kinder mit Apnoeneigung sollten überwacht werden.

Fentanyl

Fentanyl ist ein synthetisches hochpotentes Opioid, das bei chronischem Nozizeptorschmerz und neuropathischem Schmerz eingesetzt wird. Es kann intravenös, nasal, oral und transdermal verabreicht werden. Fentanyl ist gut plazentagängig (Cooper et al. 1999).

Erfahrungen in der Schwangerschaft

Embryonalperiode (1. Trimenon)

Systematische Untersuchungen zur Anwendung von Fentanyl in der Frühschwangerschaft liegen nicht vor. Nach aktuellem Kenntnisstand besteht kein nennenswertes teratogenes bzw. embryotoxisches Risiko.

Fetalperiode (2.–3. Trimenon) und perinatal

Fentanyl wird epidural oder intravenös in der Geburtshilfe angewendet. Je nach Dosierung und zeitlichem Abstand zur Entbindung muss beim Neugeborenen mit einer Atemdepression gerechnet werden. Bei regelmäßiger Anwendung während der Schwangerschaft können Entzugssymptome beim Neonaten auftreten.

Empfehlungen zur Anwendung in der Schwangerschaft

Fentanyl darf bei entsprechender Indikation in jeder Phase der Schwangerschaft eingesetzt werden. Es sollte möglichst nur kurzzeitig angewendet werden. Bei Verabreichung kurz vor der Entbindung muss wie bei allen Opioden auf eine Atemdepression beim Neugeborenen geachtet werden.

> **Beachte:** Bei transdermaler Applikation von Fentanyl mittels Pflastersystemen kam es bei einer Dosierung bzw. Freisetzung von 100 µg/h bzw. 125 µg/h zu behandlungspflichtigen Entzugserscheinungen postnatal beim Neugeborenen (Cohen 2009, Regan et al. 2000).

Stillzeit

Intoxikationssymptome beim gestillten Säugling sind bisher nicht bekannt. Wegen seiner atemdepressiven Wirkung sollten Kinder mit Apnoeneigung überwacht werden.

Buprenorphin

Buprenorphin ist ein plazentagängiges halbsynthetisches Opioid. Die Erfahrungen zu Buprenorphin in der Schwangerschaft und Stillzeit stützen sich überwiegend auf Beobachtungen bei opiatabhängigen Frauen mit Substitutionstherapie (Minozzi et al. 2013, Patel et al. 2013).

Erfahrungen in der Schwangerschaft

Embryonalperiode (1. Trimenon)

Systematische Untersuchungen zur Anwendung von Buprenorphin als Analgetikum in der Frühschwangerschaft liegen nicht vor. Nach aktuellem Kenntnisstand besteht kein nennenswertes teratogenes bzw. embryotoxisches Risiko.

Fetalperiode (2.–3. Trimenon) und perinatal

Nach Anwendung im 2./3. Trimenon und perinatal muss mit neonatalen Entzugssymptomen und Atemdepression gerechnet werden.

> **Wichtig für die Praxis:** Diese Symptome können postpartal um 40 bis 72 Stunden verzögert auftreten und eine mehrwöchige Behandlung erfordern.

Empfehlungen zur Anwendung in der Schwangerschaft

Nach kritischer Prüfung der Indikation kann Buprenorphin während der Schwangerschaft verabreicht werden. Die Applikation in der Frühschwangerschaft erfordert keine zusätzliche pränatale Diagnostik. Bei Anwendung bis zur Geburt sollte die Entbindung in einer Geburtsklinik mit Perinatalzentrum erfolgen. Zuvor sollten Paracetamol oder Ibuprofen (nur bis zur 28. Schwangerschaftswoche) versucht werden.

Stillzeit

Gestillte Kinder von Müttern, die während der Schwangerschaft mit Opioiden behandelt wurden, entwickeln unter fortgesetzter Opioidtherapie der Mutter in der Stillzeit weniger Entzugssymptome als nicht gestillte Säuglinge. Daher sollte während der Stillzeit eine in der Schwangerschaft begonnene Medikation mit Buprenorphin fortgeführt werden. Dabei muss die Buprenorphindosis individuell nach Wirkung und Verträglichkeit titriert werden.

Naloxon

Der Opioidrezeptorantagonist Naloxon kann bei Kindern zur Aufhebung der durch mütterlichen Opioidgebrauch verursachten Atemdepression und anderer unerwünschter zentralnervöser Effekte verwendet werden. Dabei können akute Entzugssymptome beim Neugeborenen auftreten. Die sorgfältige Überwachung der Vitalfunktionen ist dann erforderlich. Ein teratogenes Potenzial von Naloxon ist beim Menschen bisher nicht bekannt.

Glucocorticoide

Prednison, Prednisolon

Prednison und Prednisolon werden bei der Behandlung von Schmerzen entzündlicher Genese (z. B. rheumatische Arthritis) und bei der Behandlung des CRPS systemisch eingesetzt. Prednison wird in der Leber zu Prednisolon metabolisiert und beide erreichen in unterschiedlichem Maße den Blutkreislauf des Föten. Prednison und Prednisolon werden in der Plazenta enzymatisch inaktiviert, so dass nur etwa 10 % der Prednisolonderivate den Fetus erreichen.

Erfahrungen in der Schwangerschaft

Embryonalperiode (1. Trimenon)

Das Risiko für das Auftreten von Gaumenspalten nach Gabe von Prednison oder Prednisolon zwischen der 8. und 11. Schwangerschaftswoche hat sich in neuen Untersuchungen und epidemiologischen Studien nicht bestätigt (Bay Born et al. 2014, Skuladottir et al. 2015, Chi et al. 2015).

Fetalperiode (2.–3. Trimenon) und perinatal

Prednison oder Prednisolon können in Abhängigkeit von Therapiedauer, Dosis und Indikation zu intrauteriner Wachstumsretardierung (IUGR) und zu Frühgeburtlichkeit führen (Chi et al. 2015). Auch können beim Neugeborenen vorübergehend Symptome einer Nebenniereninsuffizienz wie Hypoglykämie, Hypotonie und Elektrolytstörungen auftreten. Eine prolongierte neonatale NNR-Insuffizienz nach Dauertherapie im letzten Trimenon ist selten.

Empfehlungen zur Anwendung in der Schwangerschaft

Eine systemische Therapie mit Prednison oder Prednisolon kann bei entsprechender Indikation in der Schwangerschaft durchgeführt werden. Als Vorsichtsmaßnahme sollte die Dosierung zwischen der 8. und 11. Schwangerschaftswoche möglichst nicht über 10 mg/Tag liegen. Bei höher dosierten Gaben über mehrere Wochen sollte das intrauterine Wachstum wiederholt sonographisch überwacht werden. Bei Gabe von Steroiden bis zur Geburt muss eine potenzielle Nebenniereninsuffizienz des Neugeborenen berücksichtigt und gegebenenfalls behandelt werden.

Beachte: Prednison und Prednisolon sind die Glucorticoide der Wahl für eine systemische Steroidtherapie während der Schwangerschaft.

Stillzeit

In der Stillzeit besteht sogar bei kurzzeitiger Hochdosistherapie mit Prednison oder Prednisolon kein Risiko für den Säugling, da er nur einen Bruchteil einer gut verträglichen Kinderdosis mit der Muttermilch aufnimmt. Unter regelmäßiger Einnahme von 80 mg/Tag Prednison/Prednisolon wird mit der Muttermilch eine Wirkstoffmenge übertragen, die weniger als 10 % der kindlichen Cortisoltagesproduktion entspricht.

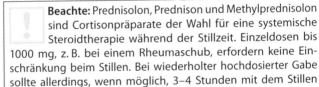

Beachte: Prednisolon, Prednison und Methylprednisolon sind Cortisonpräparate der Wahl für eine systemische Steroidtherapie während der Stillzeit. Einzeldosen bis 1000 mg, z. B. bei einem Rheumaschub, erfordern keine Einschränkung beim Stillen. Bei wiederholter hochdosierter Gabe sollte allerdings, wenn möglich, 3–4 Stunden mit dem Stillen gewartet werden.

Methylprednisolon

Methylprednisolon wird bei der Behandlung von Schmerzen entzündlicher Genese (z. B. rheumatische Arthritis) und auch bei der Behandlung des CRPS systemisch eingesetzt. Es wird in der Plazenta enzymatisch inaktiviert, so dass nur wenig Wirkstoff den Fetus erreicht.

Erfahrungen in der Schwangerschaft

Embryonalperiode (1. Trimenon)

Bei Gabe von Methylprednisolon zwischen der 8. und 11. Schwangerschaftswoche ist das Risiko für Gaumenspalten möglicherweise leicht erhöht. Eine Schwellendosis für Gaumenspalten ist nicht bekannt, jedoch ist das individuelle Risiko bei Dosierungen von 8 bis 12 mg/Tag äußerst gering.

Fetalperiode (2.–3. Trimenon) und perinatal

Methylprednisolon kann in Abhängigkeit von Therapiedauer, Dosis und Indikation zu intrauteriner Wachstumsretardierung (IUGR) und zu Frühgeburtlichkeit führen. Auch können beim Neugeborenen vorübergehend Symptome einer Nebenniereninsuffizienz wie Hypoglykämie, Hypotonie und Elektrolytstörungen auftreten. Eine prolongierte neonatale NNR-Insuffizienz nach Dauertherapie im letzten Trimenon ist selten.

Empfehlungen zur Anwendung in der Schwangerschaft

Eine systemische Therapie mit Methylprednisolon kann bei entsprechender Indikation in der Schwangerschaft durchgeführt werden.

> **Beachte:** Die Dosierung sollte zwischen 8. und 11. Schwangerschaftswoche möglichst nicht über 8 mg/Tag liegen. Bei höheren Dosierungen über mehrere Wochen sollte das intrauterine Wachstum wiederholt sonographisch überwacht werden. Bei Gabe von Steroiden bis zur Geburt muss eine potenzielle Nebenniereninsuffizienz des Neugeborenen berücksichtigt und gegebenenfalls behandelt werden.
>
> Prednison und Prednisolon sind die Glucocorticoide der Wahl für eine systemische Steroidtherapie während der Schwangerschaft.

Stillzeit

In der Stillzeit besteht selbst bei kurzzeitiger Hochdosistherapie mit Methylprednisolon kein Risiko für den Säugling, da er nur einen Bruchteil einer gut verträglichen Kinderdosis mit der Muttermilch aufnimmt. Unter regelmäßiger Einnahme von 8–12 mg/Tag Methylprednisolon wird mit der Muttermilch eine Wirkstoffmenge übertragen, die einem Bruchteil der kindlichen Cortisoltagesproduktion entspricht. Nach aktuellem Kenntnisstand ist die Infektionsrate des gestillten Säuglings unter einer mütterlichen Methylprednisolontherapie nicht erhöht.

In der Stillzeit sind Prednisolon, Prednison und Methylprednisolon die Cortisonpräparate der Wahl für eine systemische Steroidtherapie. Einzeldosen bis 1000 mg, z. B. bei einem Rheumaschub, erfordern keine Einschränkung beim Stillen. Bei wiederholter hochdosierter Gabe sollte allerdings, wenn möglich, 3–4 Stunden mit dem Stillen gewartet werden.

Arthrosemittel

Für die Wirkstoffe Ademetionin, Hyaluronsäurepräparate, Oxaceprol und Glucosamine fehlen bisher eindeutige Wirksamkeitsnachweise. Für Ademetionin, Hyaluronsäure und Oxaceprol liegen darüber hinaus keine Erfahrungen zur Verträglichkeit in der Schwangerschaft vor.

Nach Anwendung von Glucosamin zur Schmerzlinderung bei rheumatoider Arthritis wurden in der Frühschwangerschaft keinerlei morphologische Auffälligkeiten beobachtet.

Systematische Untersuchungen zur äußerlichen Behandlung von Gelenkschmerzen mit Nonivamid und Nicoboxil oder anderen Nicotinaten (z. B. Finalgon) während der Schwangerschaft liegen nicht vor. Ein teratogenes bzw. entwicklungstoxisches Risiko ist bei Anwendung nach Herstellerangaben unwahrscheinlich.

Antidepressiva

Amitriptylin

Amitriptylin hat besonders bei neuropathischen Schmerzen gute analgetische Wirkung. Amitriptylin erhöht die Konzentration von Noradrenalin und Serotonin im synaptischen Spalt durch Wiederaufnahmehemmung dieser Neurotransmitter. Nortriptylin ist ein aktiver Metabolit des Amitriptylin. Trizyklische Antidepressiva sind aufgrund ihrer hohen Lipidlöslichkeit sehr gut plazentagängig.

Erfahrungen in der Schwangerschaft

Embryonalperiode (1. Trimenon)

Trotz tierexperimenteller Hinweise auf Entwicklungsstörungen bzw. Berichten über erhöhte Fehlbildungsraten beim Menschen konnte bei keinem der seit Jahrzehnten gebräuchlichen trizyklischen Antidepressiva der Verdacht auf teratogene Wirkung bestätigt werden (Davis et al. 2007, Vasilakis-Scaramozza et al. 2013, Ban et al. 2014).

Fetalperiode (2.–3. Trimenon) und perinatal

Wie bei allen neurotropen Substanzen können unter der wiederholten bzw. regelmäßigen Anwendung bis zur Geburt Anpassungsstörungen beim Neugeborenen auftreten. Entzugssymptome wie Zittrigkeit und Übererregbarkeit sowie Atemnotsyndrome beim Neugeborenen wurden beobachtet. Zerebrale Krampfanfälle treten selten auf. Die Verlaufsformen der Nebenwirkungen sind im Allgemeinen eher milde, bedürfen aber dennoch einer guten Überwachung (Kieviet et al. 2013)

Empfehlungen zur Anwendung in der Schwangerschaft

Amitriptylin gehört zu den Mitteln der Wahl bei neuropathischen Schmerzen.

Wichtig für die Praxis: Nach Anwendung von trizyklischen Antidepressiva bis zur Geburt muss mit Anpassungsstörungen beim Neugeborenen, wie Atemnot, niedrige Apgar-Werte, Hypoglykämie, Störung der Temperaturregulation, endokrine und metabolische Störungen gerechnet werden (Reis & Källen 2010). Die Entbindung sollte in einer Geburtsklinik mit Perinatalzentrum erfolgen. In den ersten Lebenstagen ist die Überwachung des Kindes zu empfehlen. Nach Möglichkeit sollte mit der Patientin eine Dosisreduktion bzw. die vorübergehende Pausierung der Amitriptylineinnahme vor der Entbindung vereinbart werden. Postpartal kann die Behandlung mit der erforderlichen Dosis sofort wieder begonnen werden.

Stillzeit

Im kindlichen Plasma konnten weder Amitriptylin noch sein aktiver Metabolit Nortriptylin nachgewiesen werden. Es wurden bisher keine spezifischen Arzneimittelwirkungen bei gestillten Kindern beschrieben. Nortriptylin ist der sicherste Vertreter der trizyklischen Antidepressiva in der Stillzeit (Gentile 2014).

 Beachte: In der Stillzeit ist Amitriptylin das Medikament der Wahl zur Behandlung neuropathischer Schmerzen.

Doxepin

Doxepin gehört wie Amitriptylin zu den trizyklischen Antidepressiva. Wie Amitriptylin wird es zur Behandlung von neuropathischen Schmerzen und Kopfschmerzen angewendet. Doxepin hat ferner eine sedierende Eigenschaft, was durchaus eine Indikation für eine Anwendung sein kann.

Erfahrungen in der Schwangerschaft

Embryonalperiode (1. Trimenon)

Bei keinem der seit Jahrzehnten gebräuchlichen trizyklischen Antidepressiva konnte der Verdacht auf teratogene bzw. embryotoxische Wirkung trotz tierexperimenteller Hinweise auf Entwicklungsstörungen bzw. Berichten über erhöhte Fehlbildungsraten beim Menschen bestätigt werden.

Fetalperiode (2.–3. Trimenon) und perinatal

Wie bei allen neurotropen Substanzen können unter der wiederholten bzw. regelmäßigen Anwendung bis zur Geburt Anpassungsstörungen beim Neugeborenen auftreten. Entzugssymptome wie Zittrigkeit und Übererregbarkeit sowie Atemnotsyndrome beim Neugeborenen wurden beobachtet. Zerebrale Krampfanfälle treten selten auf.

Empfehlungen zur Anwendung in der Schwangerschaft

Bei einer Neueinstellung sollte Amitriptylin oder Nortriptylin bevorzugt werden. Eine unter Doxepin weitgehend schmerzfreie Patientin sollte die Medikation mit Doxepin fortsetzen. Nach Anwendung von trizyklischen Antidepressiva bis zur Geburt muss beim Neugeborenen mit Anpassungsstörungen gerechnet werden. Die Entbindung sollte in einer Geburtsklinik mit Perinatalzentrum erfolgen. In den ersten Lebenstagen ist die Überwachung des Kindes zu empfehlen. Nach Möglichkeit sollte mit der Patientin eine Dosisreduktion bzw. die vorübergehende Pausierung der Doxepineinnahme vor der Entbindung vereinbart werden. Postpartal kann die Behandlung mit der erforderlichen Dosis sofort wieder begonnen werden.

Stillzeit

Mit einer Anreicherung des Wirkstoffes beim gestillten Säugling muss auch bei moderater mütterlicher Doxepindosierung gerechnet werden. Doxepin kann beim Säugling Trinkschwäche, muskuläre Hypotonie und Erbrechen hervorrufen und wird daher nicht während der Stillzeit empfohlen (Eberhard et al. 2006).

Beachte: In der Stillzeit zählt Doxepin **nicht** zu den Antidepressiva der Wahl.

Eine seit der Schwangerschaft bestehende Schmerztherapie mit Doxepin kann im dringenden Bedarfsfall fortgesetzt werden, wenn der Säugling gut beobachtet wird. Bei Auftreten von Intoxikationssymptomen sollten der Kinderarzt und ein embyonaltoxikologisches Zentrum kontaktiert werden.

Duloxetin

Duloxetin ist ein selektiver Serotonin-Noradrenalin-Wiederaufnahmehemmer (SNRI). Es wird zur Behandlung neuropathischer Schmerzen eingesetzt.

Erfahrungen in der Schwangerschaft

Embryonalperiode (1. Trimenon)

Ausreichende Erfahrungen zur Beurteilung des teratogenen Potenzials von Duloxetin beim Menschen liegen nicht vor (Lassen et al. 2015). Bei Anwendung von Duloxetin zur antidepressiven Therapie treten vermehrt Spontanaborte auf, aber keine fetalen Missbildungen (Andrade 2014). Da bei den strukturverwandten selektiven Serotonin-Wiederaufnahmehemmern (SSRI) bisher keine embryotoxischen Effekte beobachtet wurden, geht auch vom Duloxetin wahrscheinlich kein hohes Risiko aus. Tierexperimentell wurden kardiovaskuläre und skelettale Fehlbildungen beschrieben.

Fetalperiode (2.–3. Trimenon) und perinatal

Bei Anwendung bis zur Geburt können zentralnervöse, gastrointestinale und respiratorische Anpassungsstörungen beim Neugeborenen auftreten.

Empfehlungen zur Anwendung in der Schwangerschaft

> **Wichtig für die Praxis:** Bei Neueinstellung wird empfohlen, vorzugsweise Amitriptylin zu verwenden. Bei Anwendung in der Schwangerschaft wird eine sonographische Feindiagnostik zur Bestätigung einer unauffälligen fetalen Entwicklung empfohlen. Postpartal sollte auf Anpassungsstörungen bzw. Entzugserscheinungen beim Neugeborenen geachtet werden. Bitte nehmen Sie Kontakt mit einem Pharmakovigilanz- und Beratungszentrum für Embryonaltoxikologie auf, um individuell das Risiko abzuschätzen und das weitere Vorgehen zu besprechen.

Stillzeit

In der Stillzeit kann bei fehlender Alternative Duloxetin als Monotherapie und bei guter Beobachtung des Kindes unter Vorbehalt gegeben werden, ansonsten ist Amitriptylin zu bevorzugen. Duloxetin geht nur in geringem Maße in die Milch über (Boyce et al. 2011).

Antikonvulsiva

> **Beachte:** Antikonvulsiva werden in der Behandlung chronischer Schmerzen eingesetzt. Aufgrund fehlender kontrollierter Studien und der noch vergleichsweise geringen Fallzahl klinischer Beobachtungen für einige Antikonvulsiva (Gabapentin, Pregabalin) in der Schmerztherapie wird davon abgeraten, Antikonvulsiva in der Schwangerschaft zu verwenden.

Ein teratogenes Risiko besteht bei Valproinsäure, Carbamazepin, Phenytoin, Topiramat. Viele der Erkenntnisse stammen aus Untersuchungen an Frauen mit antiepileptischer Therapie in der Schwangerschaft (Banach et al. 2010, Bromley et al. 2014, Weston et al. 2016).

Gabapentin

Gabapentin wird zur Behandlung neuropathischer Schmerzen verwendet. Gabapentin ist ein Strukturanalogon der Gamma-Aminobuttersäure (GABA) und bindet an spannungsabhängige Calciumkanäle im zentralen Nervensystem. Gabapentin wird nicht biotransformiert und hauptsächlich renal eliminiert.

Erfahrungen in der Schwangerschaft

Embryonalperiode (1. Trimenon)

Die bisherigen klinischen Erfahrungen weisen nicht auf ein nennenswert erhöhtes Fehlbildungsrisiko hin (Fujii et al. 2013). Bei niedrigen Fallzahlen und uneinheitlicher Methodik der veröffentlichten Studien kann ein teratogenes Risiko jedoch nicht ausgeschlossen werden (Guttuso et al. 2014). Es liegen einzelne Hinweise auf die Entstehung Antikonvulsiva-charakteristischer Gesichtsdysmorphien und anderer Fehlbildungen vor. In Tierversuchen wurden Kieferanomalien, verzögerte Knochenbildung, Hydroureter und Hydronephrosen sowie erhöhte Abortraten bereits bei niedriger Dosierung beobachtet.

Fetalperiode (2.–3. Trimenon) und perinatal

Wie bei allen neurotropen Substanzen können unter der wiederholten bzw. regelmäßigen Anwendung bis zur Geburt Anpassungsstörungen beim Neugeborenen auftreten.

Empfehlungen zur Anwendung in der Schwangerschaft

Gabapentin erhöht möglicherweise das Fehlbildungsrisiko. Zur Behandlung von neuropathischen Schmerzen sollte Amitriptylin bevorzugt werden.

 Wichtig für die Praxis: Eine mit Gabapentin eingestellte Patientin sollte die Gabapentineinnahme zur Therapie chronischer Schmerzen nur dann fortsetzen, wenn unbedenklichere Substanzen bzw. Verfahren unwirksam waren.

Nach intrauteriner Exposition mit Gabapentin in der Frühschwangerschaft wird eine sonographische Feindiagnostik zur Bestätigung einer unauffälligen fetalen Entwicklung empfohlen. Postpartal sollte auf Anpassungsstörungen beim Neugeborenen geachtet werden. Nach Möglichkeit sollte mit der Patientin eine Dosisreduktion bzw. die vorübergehende Pausierung der Gabapentineinnahme vor der Entbindung vereinbart werden, um das Risiko von Anpassungsstörungen beim Neugeborenen zu verringern. Postpartal kann die Behandlung mit der erforderlichen Dosis sofort wieder begonnen werden. Die Entbindung sollte in einer Geburtsklinik mit Perinatalzentrum erfolgen.

Stillzeit

Es gibt es bisher keine Hinweise für relevante Nebenwirkungen bei gestillten Kindern. In der Stillzeit kann Gabapentin als Monotherapie und bei guter Beobachtung des Kindes gegeben werden.

Pregabalin

Pregabalin wird zur Behandlung neuropathischer Schmerzen verwendet. Das Antikonvulsivum Pregabalin ist wie Gabapentin ein Strukturanalogon der Gamma-Aminobuttersäure (GABA) und bindet an spannungsabhängige Calciumkanäle im zentralen Nervensystem. Pregabalin wird kaum biotransformiert und hauptsächlich renal eliminiert. Tierexperimentelle Hinweise auf Störungen der Fertilität bei Männern und Frauen wurden bisher nicht klinisch bestätigt.

Erfahrungen in der Schwangerschaft

Embryonalperiode (1. Trimenon)

Systematische Studien zur Anwendung von Pregabalin in der Frühschwangerschaft fehlen. Hinweise auf ein spezifisches Fehlbildungsrisiko liegen nicht vor. Ein teratogenes bzw. embryotoxisches Potenzial ist wie bei anderen Antikonvulsiva möglich. In neueren epidemiologischen Arbeiten sind die Ergebnisse uneinheitlich, ein teratogener Effekt wird nicht bestätigt, dieser kann aber auch nicht ausgeräumt werden (Winterfeld et al. 2016, Patorno et al. 2019).

Fetalperiode (2.–3. Trimenon) und perinatal

Wie bei allen neurotropen Substanzen können unter der wiederholten bzw. regelmäßigen Anwendung bis zur Geburt Anpassungsstörungen beim Neugeborenen auftreten.

Empfehlungen zur Anwendung in der Schwangerschaft

Pregabalin erhöht möglicherweise die Fehlbildungsrate. Zur Behandlung von neuropathischen Schmerzen sollte Amitriptylin bevorzugt werden.

> **Wichtig für die Praxis:** Eine mit Pregabalin eingestellte Patientin sollte die Pregabalineinnahme zur Therapie chronischer Schmerzen nur dann fortsetzen, wenn unbedenklichere Substanzen/Verfahren unwirksam waren.

Nach intrauteriner Exposition mit Pregabalin in der Frühschwangerschaft wird eine sonographische Feindiagnostik zur Bestätigung einer unauffälligen fetalen Entwicklung empfohlen. Postpartal sollte auf Anpassungsstörungen beim Neugeborenen geachtet werden. Nach Möglichkeit sollte mit der Patientin eine Dosisreduktion bzw. die vorübergehende Pausierung der Pregabalineinnahme vor der Entbindung vereinbart werden, um das Risiko von Anpassungsstörungen beim Neugeborenen zu verringern. Postpartal kann die Behandlung mit der erforderlichen Dosis sofort wieder begonnen werden. Die Entbindung sollte in einer Geburtsklinik mit Perinatalzentrum erfolgen.

Stillzeit

Es liegen keine Erfahrungen vor. In der Stillzeit kann Pregabalin als Monotherapie und bei guter Beobachtung des Kindes gegeben werden.

Lamotrigin

Lamotrigin kann bei der Behandlung zentraler neuropathischer Schmerzen analgetisch wirksam sein. Lamotrigin, ein Phenyltriazin, hemmt die Dihydrofolatreduktase. Bei Erwachsenen verursacht die Substanz dennoch keine relevante Störung des Folsäurestoffwechsels.

> **Beachte:** Sowohl Lamotrigin als auch Ethinylestradiolhaltige Kontrazeptiva induzieren Cytochrom-P450-Enzyme und werden gleichermaßen durch CYP450-Enzyme inaktiviert. Somit kann die Wirksamkeit von oralen Kontrazeptiva durch gleichzeitige Einnahme von Lamotrigin aufgehoben werden. Umgekehrt kann die Lamotriginkonzentration im Plasma bei gleichzeitiger Einnahme von Kontrazeptiva abnehmen bzw. nach Absetzen der Pille wieder ansteigen. Werden hormonale Kontrazeptiva vor einer (geplanten) Schwangerschaft abgesetzt und wird Lamotrigin in unverändert hoher Dosis weiter gegeben, können bei der nun folgenden Konzeption toxische Lamotrigin-

spiegel vorliegen. Im Verlauf der Schwangerschaft kann der Anstieg der renalen Clearence um bis zu 300 % wiederum eine Dosisanpassung erforderlich machen. Nach der Geburt nimmt die Clearence wieder ab. Wird Lamotrigin nach der Geburt in unverändert hoher Dosis weiter gegeben, ist das Risiko für toxische Plasmaspiegel besonders hoch.

Erfahrungen in der Schwangerschaft

Embryonalperiode (1. Trimenon)

Trotz der großen Erfahrung mit Lamotrigin gibt es bisher keine eindeutigen Hinweise auf ein teratogenes Potenzial durch Lamotrigin. Eine erhöhte Fehlbildungsrate bei Dosierungen über 200 mg/Tag bzw. ein erhöhtes Risiko für Mundspaltenbildung gilt aktuell als nicht gesichert. In einer neuen Metanalyse zur Monotherapie bei Epilepsie in der Schwangerschaft ruft Lamotrigin nach gegenwärtigem Wissenstand die geringste Rate an Fehlbildungen hervor (Weston et al. 2016).

Fetalperiode (2.–3. Trimenon) und perinatal

Wie bei allen neurotropen Substanzen können unter der wiederholten bzw. regelmäßigen Anwendung bis zur Geburt Anpassungsstörungen beim Neugeborenen auftreten.

Empfehlungen zur Anwendung in der Schwangerschaft

Wichtig für die Praxis: In der Früh- und Spätschwangerschaft ist Lamotrigin der Natriumkanalblocker der Wahl, falls keine andere unbedenkliche Substanz ausreichend analgetisch wirksam ist. Lamotrigin sollte gegebenenfalls als Monotherapeutikum angewendet werden. Aufgrund der schwankenden Plasmaspiegel während bzw. nach der Schwangerschaft muss die Dosis im Verlauf wiederholt angepasst werden.

Nach intrauteriner Exposition mit Lamotrigin in der Frühschwangerschaft wird eine sonographische Feindiagnostik zur Bestätigung einer unauffälligen fetalen Entwicklung empfohlen. Die Entbindung sollte in einer Geburtsklinik mit Perinatalzentrum erfolgen.

Stillzeit

Stillen unter Monotherapie mit Lamotrigin ist vertretbar, wenn auch in einigen Fällen über leichte Unruhe, gastrointestinale Symptome, Transaminasenerhöhung und in einem Einzelfall sogar über Atemstörungen beim gestillten Säugling berichtet wurde. Bei Beschwerdesymptomatik unklarer Genese kann der Lamotriginplasmaspiegel beim Kind bestimmt werden.

Carbamazepin, Oxcarbazepin

Außerhalb der Schwangerschaft ist Carbamazepin Mittel der Wahl bei der Behandlung der Trigeminusneuralgie. Es blockiert neuronale Natriumkanäle. Carbamazepin erreicht im fetalen Plasma 50–80 % der mütterlichen Konzentration. Während der Schwangerschaft bleiben die Plasmaspiegel von proteingebundenem und ungebundenem Carbamazepin weitgehend stabil. Oxcarbazepin ist ein Derivat des Carbamazepins und wird zu 10,11-Dihydroxycarbamazepin metabolisiert, das die eigentlich wirksame Substanz darstellt. Oxcarbazepin ist bei individuellen PatientInnen besser verträglich als Carbamazepin. Bei beiden Substanzen kann es zu einer Erhöhung der Leberenzyme und bei längerer Einnahme zu einer Hyponatriämie kommen.

Erfahrungen in der Schwangerschaft

Embryonalperiode (1. Trimenon)

Beachte: Carbamazepin wirkt im Tierversuch und beim Menschen teratogen.

Ähnlich wie bei anderen Antikonvulsiva kommen nach Einnahme von Carbamazepin in der Schwangerschaft Fehlbildungen an Herz und Extremitäten, Hüftanomalien, Inguinalhernien, Gaumenspalten und Hypospadien gehäuft vor. Wie Valproat erhöht Carbamazepin das Risiko für Neuralrohrdefekte (Veiby et al. 2014). So ist das Risiko für eine lumbale Spina bifida zehnfach erhöht. Nach aktuellen Untersuchungen haben immerhin 90 von 100 Kindern nach intrauteriner Exposition keine Fehlbildungen und das Risiko für Neuralrohrdefekte durch Cabamazepin ist geringer als bisher angenommen, aber kleiner als bei Valproat (Jentink et al. 2010, Matlow & Koren 2012). Im Gegensatz zu Valproat werden nach Carbamazepinexposition keine neurophysiologischen Entwicklungsrisiken vermutet.

Fetalperiode (2.–3. Trimenon) und perinatal

Wie bei allen neurotropen Substanzen können unter der wiederholten bzw. regelmäßigen Anwendung bis zur Geburt (meist leichte) Anpassungsstörungen beim Neugeborenen auftreten. Lebertoxische Veränderungen bei pränatal exponierten Säuglingen kommen vor. Durch Enzyminduktion kann ein Mangel an Vitamin K und an den Vitamin K-abhängigen Gerinnungsfaktoren beim Neugeborenen hervorgerufen werden.

Empfehlungen zur Anwendung in der Schwangerschaft

Wichtig für die Praxis: In der Schwangerschaft sollte Carbamazepin auch nicht bei einer Trigeminusneuralgie verwendet werden. Stattdessen sollten andere unbedenklichere Pharmaka, z. B. Amitriptylin bevorzugt werden, falls wirksam. Die Differentialdiagnose einer kraniomandibulären Dysfunktion bzw. eines myofaszialen Schmerzphänomens der Gesichtsmuskulatur ist besonders kritisch zu überprüfen, da hierfür gute nichtpharmakologische Therapieansätze zur Verfügung stehen.

Stillzeit

In der Stillzeit ist die Monotherapie mit Carbamazepin vertretbar. Die Serumkonzentration beim Kind liegt meist im unteren therapeutischen Bereich. Lebertoxische Veränderungen bei Neugeborenen und gestillten Säuglingen kommen vorübergehend vor. Bei Beschwerdesymptomatik unklarer Genese kann der Carbamazepinplasmaspiegel beim Kind bestimmt werden.

Valproinsäure

Die Valproinsäure (Valproat) wird außer der Behandlung einer Epilepsie oder bipolaren Störung auch als Prophylaktikum bei Migräne angewandt, obgleich es nur bei Erwachsenen und nicht bei Kindern und Jugendlichen in der Indikation bei Migräne wirksam ist. Valproinsäure hat für diese Indikation nur eine Zulassung in Österreich, in Deutschland und der Schweiz wäre dies eine *off label*-Anwendung.

Beachte: Wegen seiner nachgewiesenen Teratogenität ist die Anwendung von Valproinsäure bei Schwangeren streng kontraindiziert (Rote-Hand-Brief 2014, Kluger & Meador 2008).

Erfahrungen in der Schwangerschaft

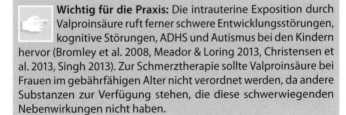

Wichtig für die Praxis: Die intrauterine Exposition durch Valproinsäure ruft ferner schwere Entwicklungsstörungen, kognitive Störungen, ADHS und Autismus bei den Kindern hervor (Bromley et al. 2008, Meador & Loring 2013, Christensen et al. 2013, Singh 2013). Zur Schmerztherapie sollte Valproinsäure bei Frauen im gebährfähigen Alter nicht verordnet werden, da andere Substanzen zur Verfügung stehen, die diese schwerwiegenden Nebenwirkungen nicht haben.

Myotonolytika

Baclofen

Baclofen wird zur Linderung spastischer Schmerzen der Skelettmuskulatur eingesetzt. Baclofen ist ein Derivat der Gamma-Aminobuttersäure und damit Agonist an GABA-Rezeptoren.

Erfahrungen in der Schwangerschaft

Embryonalperiode (1. Trimenon)

Systematische Studien zur oralen Anwendung von Baclofen in der Frühschwangerschaft fehlen. Hinweise auf ein spezifisches Fehlbildungsrisiko liegen nicht vor. Es wird jedoch zur Vorsicht geraten, da nur wenige Fallberichte publiziert sind (Moran et al. 2004) und die intrathekale Verabreichung mittels implantierbarer Pumpensysteme eine gute und effektive Alternative zur oralen Therapie darstellen (Tandon et al. 2010, Roberts et al. 2013).

Fetalperiode (2.–3. Trimenon) und perinatal

Baclofen kann nach regelmäßiger Anwendung bis zur Geburt beim Neugeborenen Entzugssymptome, in Einzelfällen zerebrale Krampfanfälle hervorrufen. Zittrigkeit und Übererregbarkeit sowie respiratorische Anpassungstörungen beim Neugeborenen unmittelbar postpartal wurden beobachtet (Ratnayaka et al. 2001).

Empfehlungen zur Anwendung in der Schwangerschaft

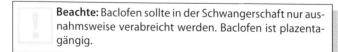

Beachte: Baclofen sollte in der Schwangerschaft nur ausnahmsweise verabreicht werden. Baclofen ist plazentagängig.

Es gibt Fallberichte zur intrathekalen Anwendung von Baclofen während der Schwangerschaft, die jedoch keine Auffälligkeiten bei den

Neugeborenen zeigten (Ali Sakr Esa et al. 2009, Morton et al. 2009, Munoz et al. 2000).

 Wichtig für die Praxis: Eine invasive Diagnostik nach (akzidenteller) Exposition ist nicht erforderlich. Jedoch wird eine sonographische Feindiagnostik zur Bestätigung einer unauffälligen fetalen Entwicklung empfohlen.

Physiotherapeutische und physikalische Maßnahmen sowie Paracetamol oder Ibuprofen (nur vor der 28. Schwangerschaftswoche) sind der Anwendung von Baclofen vorzuziehen. Kurzzeitig kann die muskelentspannende Wirkung des besser untersuchten Diazepam genutzt werden.

Das Absetzen von Baclofen sollte schrittweise erfolgen, da ein transienter „rebound-Effekt" eintreten kann.

Stillzeit

Es treten zwar nur kleine Mengen von Baclofen in die Muttermilch über (Eriksson & Swahn 1981). Da aber Angaben zu möglichen Auswirkungen von Baclofen auf das Kind fehlen, sollte die Substanz deshalb während der Stillzeit nicht angewendet werden. Physiotherapeutische und physikalische Maßnahmen sowie Paracetamol oder Ibuprofen (nur vor der 28. Schwangerschaftswoche) sind der Anwendung von Baclofen vorzuziehen. Kurzzeitig kann die muskelentspannende Wirkung des besser untersuchten Diazepam genutzt werden.

Diazepam

Diazepam kann vorübergehend zur Linderung spastischer Schmerzen der Skelettmuskulatur angewendet werden. Wie andere Benzodiazepine besitzt es anxiolytische und sedierende Wirkung sowie ein gewisses Abhängigkeitspotenzial. Neugeborene metabolisieren Benzodiazepine wesentlich langsamer als Erwachsene. Desmethyldiazepam ist aktiver Metabolit des Diazepams.

Erfahrungen in der Schwangerschaft

Embryonalperiode (1. Trimenon)

Möglicherweise besteht ein schwacher statistischer Zusammenhang der Benzodiazepineinnahme in der Frühschwangerschaft mit dem gehäuften Auftreten von Lippen-/Gaumenspalten, Mikrozephalie, Herzfehlbildungen, intestinalen Atresien und komplexen anderen Fehlbildungen. In den weitaus meisten Fällen wurden jedoch keine entwicklungstoxischen Effekte beobachtet (Bellantuono et al. 2013). Bisher scheint eine kurzzeitige Behandlung mit Diazepam in üblicher therapeutischer Dosierung kein erkennbar teratogenes Risiko zu haben (Czeizel et al. 2003).

Fetalperiode (2.–3. Trimenon) und perinatal

Wie bei allen neurotropen Substanzen können unter der wiederholten bzw. regelmäßigen Anwendung bis zur Geburt postpartale Atemdepression und Anpassungsstörungen beim Neugeborenen auftreten. Entzugssymptome wie Muskelhypertonie, Hyperreflexie und Tremor kommen vor. Das sogenannte „Floppy-Infant-Syndrom" mit Lethargie, Trinkschwäche, Tachypnoe, Tachykardie, Zyanose, Temperaturregulationsstörung und Muskelhypotonie kann eine mehrwöchige Behandlung erforderlich machen.

Empfehlungen zur Anwendung in der Schwangerschaft

Aufgrund des hohen Abhängigkeitspotenzials bei Mutter und Kind sollte Diazepam nur kurzzeitig verabreicht werden. Nach Exposition wird eine sonographische Feindiagnostik zur Bestätigung einer unauffälligen fetalen Entwicklung empfohlen. Bei Einnahme bis zur Geburt bzw. unter der Geburt muss in den ersten Lebenstagen sowohl mit Anpassungsstörungen als auch mit Entzugssymptomen gerechnet werden.

> **Beachte:** Die Anwendung von Diazepam in der Schwangerschaft sollte vermieden werden, besonders in den ersten drei Monaten.

Stillzeit

Mütterliche Einzelgaben in therapeutischer Dosis sind für den Säugling gefahrlos. Die Monotherapie mit Diazepam in moderater Dosis unter guter Beobachtung des Kindes ist vertretbar. Bei wiederholter Einnahme durch die Mutter präpartal können sich Diazepam und sein aktiver Metabolit im kindlichen Organismus anreichern. Gegebenenfalls können in den ersten Lebenstagen durch zusätzliche Wirkstoffmengen in der Muttermilch toxische Spiegel im kindlichen Gewebe erreicht werden.

 Beachte: Es wird empfohlen, nach der Einnahme von Diazepam **nicht zu stillen**.

Flupirtin

Flupirtin wird zur Behandlung muskulärer bzw. myofaszialer Schmerzen eingesetzt. Es ist ein zentral wirkendes, Muskeltonus-senkendes Analgetikum. Durch Aktivierung von neuronalen Kaliumkanälen an der postsynaptischen Membran bewirkt es die Hemmung nozizeptiver Afferenzen auf spinaler Ebene.

Erfahrungen in der Schwangerschaft

Embryonalperiode (1. Trimenon)

Es gibt keine systematischen Untersuchungen zur Anwendung von Flupirtin in der Frühschwangerschaft. Nach aktuellem Kenntnisstand besteht kein nennenswertes teratogenes bzw. embryotoxisches Risiko.

Fetalperiode (2.–3. Trimenon) und perinatal

Wie bei allen neurotropen Substanzen können unter der wiederholten bzw. regelmäßigen Anwendung bis zur Geburt postpartale Atemdepression, Anpassungsstörungen und zeitlich verzögerte

Entzugssymptome beim Neugeborenen auftreten. Wenn auch keine Fallberichte zu diesem Thema vorliegen, sind Mutter und Fetus durch die nicht genau verstandene hepatotoxische Wirkung des Flupirtins gleichermaßen potenziell gefährdet.

Empfehlungen zur Anwendung in der Schwangerschaft

> **Beachte:** Aufgrund mangelnder Erfahrung und bei der potenziell hepatotoxischen Wirkung des Flupirtins (siehe Hinweise der Arzneimittelkommission Rote-Hand-Brief) sollte auf die Anwendung in der Schwangerschaft verzichtet werden.

Die (akzidentelle) Exposition in der Frühschwangerschaft erfordert keine weiterführende Diagnostik. Physiotherapeutische und physikalische Maßnahmen sowie Paracetamol oder Ibuprofen (nur vor der 28. Schwangerschaftswoche) sind der Anwendung von Flupirtin vorzuziehen. Kurzzeitig kann die muskelentspannende Wirkung des unbedenklicheren Diazepams in niedriger Dosis genutzt werden.

Stillzeit

Zur Anwendung in der Stillzeit liegen keine Erfahrungen vor. Einzeldosen erfordern keine Einschränkung beim Stillen. Wie bei allen neurotropen Substanzen sollten Kinder mit Apnoeneigung überwacht werden.

> **Beachte:** Aufgrund der potenziell hepatotoxischen Wirkung von Flupirtin bei Mutter und Kind sollte dies in der Stillzeit nicht wiederholt gegeben werden.

Tolperison

Tolperison wird zur Behandlung spastischer Muskelschmerzen nach einem Schlaganfall eingesetzt. Tolperison ist ein zentral wirkendes Myotonolytikum vom Lokalanästhetika-Typ aus der Gruppe der β-Aminoketone. Tolperison besitzt eine hohe Affinität zum zentralen und peripheren Nervengewebe.

Erfahrungen in der Schwangerschaft

Embryonalperiode (1. Trimenon)

Erfahrungen zur Anwendung in der Frühschwangerschaft liegen nicht vor.

Fetalperiode (2.–3. Trimenon) und perinatal

Zur Anwendung im zweiten/dritten Trimenon und peripartal liegen keine ausreichenden Erfahrungen vor.

Empfehlungen zur Anwendung in der Schwangerschaft

 Wichtig für die Praxis: Aufgrund mangelnder Erfahrung und bei anaphylaktischer Potenz von Tolperison (siehe Hinweise der Arzneimittelkommission) sollte auf die Anwendung in der Schwangerschaft verzichtet werden.

Die (akzidentelle) Exposition in der Frühschwangerschaft erfordert keine invasive Diagnostik. Zur Bestätigung der normalen Organentwicklung des Feten sollte eine sonographische Feindiagnostik durchgeführt werden. Physiotherapeutische und physikalische Maßnahmen sowie Paracetamol oder Ibuprofen (nur vor der 28. Schwangerschaftswoche) sind der Anwendung von Tolperison vorzuziehen.

Kurzzeitig kann die muskelentspannende Wirkung des unbedenklicheren Diazepams in niedriger Dosis genutzt werden.

Stillzeit

Aufgrund mangelnder Erfahrung und bei anaphylaktischer Potenz der Substanz (siehe Hinweise der Arzneimittelkommission) sollte auf die Anwendung in der Stillzeit verzichtet werden. Physiotherapeutische Maßnahmen und Antiphlogistika/Antirheumatika sind vorzuziehen. Kurzzeitig kann im Einzelfall die muskelentspannende Wirkung des unbedenklicheren Diazepams in niedriger Dosis genutzt werden.

Migränemittel

Sumatriptan

Sumatriptan ist ein Agonist am 5-HT1$_{B,D,F}$ –Rezeptor und wirkt bei akuten Migräneattacken über eine Vasokonstriktion an zerebralen Gefäßen.

Erfahrungen in der Schwangerschaft

Embryonalperiode (1. Trimenon)

Trotz umfangreicher Erfahrungen fehlen Hinweise auf teratogene oder embryotoxische Effekte (Cunnington et al. 2009, Nezvalova-Henriksen et al. 2012, 2013).

Fetalperiode (2.–3. Trimenon) und perinatal

Zur Anwendung im 2. und 3. Trimenon gibt es kaum Erfahrungen. Hinweise auf Fetotoxizität fehlen (Cunnington et al. 2009, Nezvalova-Henriksen et al. 2012, 2013).

Empfehlungen zur Anwendung in der Schwangerschaft

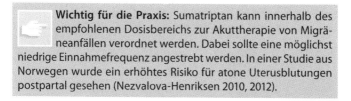

Wichtig für die Praxis: Sumatriptan kann innerhalb des empfohlenen Dosisbereichs zur Akuttherapie von Migräneanfällen verordnet werden. Dabei sollte eine möglichst niedrige Einnahmefrequenz angestrebt werden. In einer Studie aus Norwegen wurde ein erhöhtes Risiko für atone Uterusblutungen postpartal gesehen (Nezvalova-Henriksen 2010, 2012).

Stillzeit

Sind Ibuprofen oder Paracetamol unzureichend wirksam, kann Sumatriptan gegeben werden, da Unverträglichkeiten beim gestillten Kind unter Anwendung innerhalb der therapeutischen Breite kaum erwartet werden müssen (Hutchinson et al. 2013).

Metoprolol

Metoprolol ist ein Antagonist an β_1-Rezeptoren. Es wird in niedriger Dosierung zur Prophylaxe von Migräneattacken verwendet. Metoprolol ist gut plazentagängig. In den ersten 2–5 Stunden nach der Geburt steigen die Metoprolol-Plasmaspiegel bei Neugeborenen um das 4-fache der mütterlichen Konzentration an und fallen dann in den folgenden 15 Stunden rasch wieder ab.

Erfahrungen in der Schwangerschaft

Embryonalperiode (1. Trimenon)

Systematische Studien zur Anwendung in der Frühschwangerschaft liegen kaum vor. Es gibt keine Hinweise auf ein teratogenes oder embryotoxisches Potenzial.

Fetalperiode (2.–3. Trimenon) und perinatal

Möglicherweise führen Betablocker zu einem verminderten Geburts- und Plazentagewicht. Bradykardie, Hypotonie und Hypoglykämie beim Neugeborenen durch Blockade neonataler β-Rezeptoren sind denkbar. Tatsächlich bessern sich die meist milden Symptome einer β-Rezeptorenblockade beim Neugeborenen innerhalb von 48 Stunden folgenlos.

Empfehlungen zur Anwendung in der Schwangerschaft

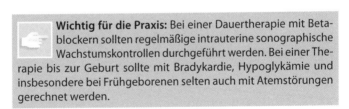

Wichtig für die Praxis: Bei einer Dauertherapie mit Betablockern sollten regelmäßige intrauterine sonographische Wachstumskontrollen durchgeführt werden. Bei einer Therapie bis zur Geburt sollte mit Bradykardie, Hypoglykämie und insbesondere bei Frühgeborenen selten auch mit Atemstörungen gerechnet werden.

Stillzeit

In Einzelfällen wurde über kindliche Bradykardien während der Stillzeit berichtet. Im Allgemeinen treten bei voll gestillten Kindern keine toxischen Symptome unter niedrig dosierter Gabe von Metoprolol auf.

> **Beachte:** Metoprolol ist der Betablocker der Wahl während der Stillzeit, da für diese Substanz die meiste Erfahrung vorliegt.

Topiramat

Topiramat ist ein antineuropathisch wirksames Antikovulsivum. Außerhalb der Schwangerschaft wird Topiramat zur Anfallsprophylaxe bei Migräne und Clusterkopfschmerzen eingesetzt. Topiramat wirkt vor allem durch die Blockade spannungsabhängiger Natriumkanäle und Modulation von Glutamat- und Gamma-Aminobuttersäure (GABA)-Rezeptoren inhibitorisch an Neuronen des ZNS.

> **Beachte:** Die Wirksamkeit von oralen Ethinylestradiol-haltigen Kontrazeptiva kann durch die Induktion von Cytochrom-P450-Enzymen aufgehoben werden. Eine zusätzliche Verhütungsmethode wird daher empfohlen. Darüber hinaus kann die gesteigerte CYP450-Aktivität einen Mangel an Vitamin K und an den Vitamin K-abhängigen Gerinnungsfaktoren beim Neugeborenen herbeiführen.

Topiramat wird hauptsächlich renal eliminiert. Während der Schwangerschaft nimmt die renale Clearance zu, wodurch die Wirkstoffspiegel im Plasma um 30–40 % sinken können, um nach der Entbindung wieder auf den Ausgangswert anzusteigen.

Erfahrungen in der Schwangerschaft

Embryonalperiode (1. Trimenon)

Berichte über erhöhte Fehlbildungsraten wie Lippen-/Gaumenspalten und Hypospadien nach Exposition in der Frühschwangerschaft liegen vor (Holmes & Hernandez-Diaz 2012, de Jong et al. 2016). In Tierexperimenten verursacht Topiramat fetale Dysmorphien bei Dosierungen, die unterhalb der entsprechenden therapeutischen Dosierung beim Menschen liegen.

Fetalperiode (2.–3. Trimenon) und perinatal

Es gibt Hinweise, dass Topiramat das Geburtsgewicht verringert (Holmes & Hernandez-Diaz 2012). Wie bei allen neurotropen Substanzen können unter der wiederholten bzw. regelmäßigen Anwendung bis zur Geburt Anpassungsstörungen beim Neugeborenen auftreten. Ein Einzelfallbericht über hypokalzämische Krampfanfälle und Hypoparathyreoidismus bei einem neugeborenen Geschwisterpaar liegt vor.

Empfehlungen zur Anwendung in der Schwangerschaft

Beachte: Topiramat ist während einer Schwangerschaft kontraindiziert.

Wichtig für die Praxis: Eine Migräne- bzw. Clusterkopfschmerzprophylaxe mit Topiramat sollte bei (geplanter) Schwangerschaft beendet bzw. nicht begonnen werden. Nicht selten sistiert ein chronisches Migräneleiden in der Schwangerschaft spontan. Falls erforderlich, sollte die Prophylaxe auf Metoprolol oder Amitriptylin umgestellt werden.

Nach intrauteriner Exposition mit Topiramat in der Frühschwangerschaft wird eine sonographische Feindiagnostik zur Bestätigung einer unauffälligen fetalen Entwicklung empfohlen.

Stillzeit

Die mütterliche Medikation mit Topiramat ruft bei gestillten Kindern nur selten toxische Symptome hervor. Ein Einzelfall berichtet über wässrig-schleimige Diarrhoe, die sich nach dem Abstillen besserte.

Lokalanästhetika

Lidocain

Lidocain ist ein Lokalanästhetikum vom Säureamidtyp. Es hemmt die neuronale Reizleitung durch Blockade spannungsabhängiger Natriumkanäle. Bei oberflächlichen neuropathischen Schmerzen können bei nichtschwangeren Frauen bis zu drei Lidocainpflaster á 700 mg gleichzeitig innerhalb von 12 Stunden verabreicht werden. Dabei werden relevante Lidocainspiegel im Plasma erreicht.

Erfahrungen in der Schwangerschaft

Embryonalperiode (1. Trimenon)

Hinweise auf teratogene Effekte nach einzelnen Expositionen in der Frühschwangerschaft liegen nicht vor. Zur wiederholten/regelmäßigen Anwendung von Lidocainpflastern im ersten Trimenon liegen keine Erfahrungen vor.

Fetalperiode (2.–3. Trimenon) und perinatal

Lokalanästhetika werden im Allgemeinen gut vertragen. Die perinatale Anwendung von Lidocain birgt keine gesundheitlichen Risiken für das Neugeborene bei der Geburt oder in der Neonatalzeit. Zur wiederholten/regelmäßigen Anwendung von Lidocainpflastern im 2./3. Trimenon liegen keine Erfahrungen vor.

Empfehlungen zur Anwendung in der Schwangerschaft

Lidocain ist plazentagängig, es wurde ein Übergang von bis zu 60 % der Substanz beschrieben (de Barros Duarte et al. 2011). Zur Anwendung von Lidocainpflastern in der Schwangerschaft liegen keine Erfahrungen vor, daher ist hier größte Zurückhaltung geboten.

Stillzeit

Nach i.v.-Gabe oder Anwendung im Rahmen einer Epiduralanästhesie sind die Lidocain-Konzentrationen in der Muttermilch gering. Aufgrund der geringen oralen Bioverfügbarkeit wird im Allgemeinen nicht mit relevanten Plasmaspiegeln beim gestillten Säugling gerechnet. Aufgrund der geringen therapeutischen Breite von Lidocain und fehlenden Erfahrungen mit Lidocainpflastern wird von der wiederholten/regelmäßigen Anwendung von Lidocainpflastern während der Stillzeit abgeraten.

Prilocain

Prilocain ist ein Lokalanästhetikum vom Säureamidtyp. Es hemmt die neuronale Reizleitung durch Blockade spannungsabhängiger Natriumkanäle. Prilocain ist plazentagängig.

> **Beachte:** Prilocain ist plazentagängig. o-Toluidin, ein Metabolit des Prilocains, ist ein Methämoglobinbildner.

Erfahrungen in der Schwangerschaft

Embryonalperiode (1. Trimenon)

Systematische Untersuchungen zur Anwendung von Prilocain in der Frühschwangerschaft liegen nicht vor. Hinweise auf ein erhöhtes Fehlbildungsrisiko fehlen.

Fetalperiode (2.–3. Trimenon) und perinatal

Behandlungspflichtige Methämoglobinämien bei Neugeborenen kamen vor, wenn Prilocain während der Geburt als Lokalanästhetikum eingesetzt wurde (Uslu & Commert 2013).

Empfehlungen zur Anwendung in der Schwangerschaft

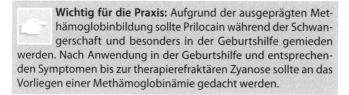
Wichtig für die Praxis: Aufgrund der ausgeprägten Methämoglobinbildung sollte Prilocain während der Schwangerschaft und besonders in der Geburtshilfe gemieden werden. Nach Anwendung in der Geburtshilfe und entsprechenden Symptomen bis zur therapierefraktären Zyanose sollte an das Vorliegen einer Methämoglobinämie gedacht werden.

Stillzeit

Erfahrungen zur Anwendung in der Stillzeit liegen nicht vor. Wenn möglich sollte ein anderes Lokalanästhetikum verwendet werden.

Varia

Bisphosphonate

Bisphosphonate werden zur Schmerztherapie u. a. beim komplexen regionalen Schmerzsyndrom (CRPS) zur Schmerztherapie eingesetzt. Die Wirkungen dieser Substanzklasse beruhen zum einen auf der Hemmung der Mineralisation des Knochens bzw. der Hemmung der Osteoklastenaktivität, zum anderen beeinflussen Bisphosphonate das Monozyten-Makrophagen-System. Bei der Behandlung des CRPS sind Pamidronat, Alendronat und Clodronat als wirksam beschrieben. Nach ihrer Applikation können die Bisphosphonate über lange Zeit (Jahre) aus dem Knochen freigesetzt werden. Wenn auch die bisherigen Daten kein spezifisches Risiko erkennen lassen, sollten Bisphosphonate im Vorfeld bzw. während einer Schwangerschaft zurückhaltend eingesetzt werden. In Fallberichten wurden Pamidronat und Alendronat verabreicht, ohne dass embryo- oder fetotoxische Effekte beobachtet wurden. Zur Anwendung von Clodronat in der Schwangerschaft liegen keine Erfahrungen vor.

Eine invasive Diagnostik ist bei präkonzeptioneller Anwendung bzw. Gabe von Bisphosphonaten in der Frühschwangerschaft nicht erforderlich. Nach intrauteriner Exposition in der Frühschwangerschaft wird eine sonographische Feindiagnostik zur Bestätigung einer unauffälligen fetalen Entwicklung empfohlen. Bitte nehmen Sie Kontakt mit einem Pharmakovigilanz- und Beratungszentrum für Embryonaltoxikologie auf, um individuell das Risiko abzuschätzen und das weitere Vorgehen zu besprechen.

Butylscopolamin

Das Anticholinergikum Butylscopolamin wirkt spasmolytisch an der glatten Muskulatur. Als quaternäre Stickstoffverbindung wird es bei oraler Anwendung schlecht resorbiert. Normalerweise penetriert es die Blut-Hirnschranke nicht.

Erfahrungen in der Schwangerschaft

Embryonalperiode (1. Trimenon)

Prospektive Untersuchungen zur Anwendung in der Frühschwangerschaft fehlen. Hinweise auf eine teratogene Wirkung des Butylscopolamins fehlen trotz langjähriger Markterfahrung.

Fetalperiode (2.–3. Trimenon) und perinatal

Fetotoxische Effekte wurden bisher nicht beschrieben. Bei parenteraler Anwendung ist eine Erhöhung der fetalen Herzfrequenz denkbar. In zwei Fällen traten zerebrale Krampfanfälle nach parenteraler Applikation von Butylscopolamin bei zwei schwangeren Frauen mit Präeklampsie auf (Kobayashi et al. 2002).

Empfehlungen zur Anwendung in der Schwangerschaft

Wichtig für die Praxis: Butylscopolamin kann als Spasmolytikum der Wahl bei strenger Indikationsstellung in der gesamten Schwangerschaft angewendet werden. Nach parenteraler mütterlicher Applikation können anticholinerge Effekte beim Fetus/Neugeborenen auftreten.

Stillzeit

Butylscopolamin kann in der Stillzeit angewendet werden. Hinweise auf anticholinerge Symptome bei gestillten Kindern von Müttern mit anticholinerger Medikation liegen nicht vor. Dabei hat weder die wiederholte Anwendung durch die Mutter noch der Applikationsweg (oral, rektal, parenteral) einen Einfluss auf die gute Verträglichkeit von Butylscopolamin beim gestillten Säugling.

Beachte: Nach mehrmaliger parenteraler Applikation von Butylscopolamin bei der Mutter muss auf anticholinerge Symptome beim Säugling geachtet werden.

Clonidin

Clonidin wirkt als Agonist an zentralen postsynaptischen $α_2$-Adrenozeptoren. Clonidin ist gut plazentagängig.

Erfahrungen in der Schwangerschaft

Embryonalperiode (1. Trimenon)

Es gibt keine systematischen Untersuchungen zur Anwendung von Clonidin in der Frühschwangerschaft. Es gibt aber Erfahrungen zur Anwendung von Clonidin zur Behandlung der Hypertonie in der Schwangerschaft, wobei keine Hinweise auf ein embryotoxische Wirkung zu beobachten waren (Horvath et al. 1985).

Fetalperiode (2.–3. Trimenon) und perinatal

Clonidin scheint im 2. und 3. Trimenon gut verträglich zu sein. Hinweise für eine fetotoxische Wirkung konnten nicht beobachtet werden (Horvath et al. 1985). Über eine selbstlimitierende Hypertonie bei einigen Neonaten nach der Geburt wurde berichtet (Boutroy et al. 1988). Tierexperimentelle Beobachtungen unterstützen klinische Hinweise auf psychomotorische Unruhe und Schlafstörungen von Kindern im Vorschulalter, deren Mütter in der Schwangerschaft regelmäßig eine Clonidin-Monotherapie erhalten hatten.

Empfehlungen zur Anwendung in der Schwangerschaft

Eine teratogene oder fetotoxische Wirkung von Clonidin bei Anwendung in der Schwangerschaft wurde bisher nicht beobachtet. Die Erfahrungen stammen jedoch nicht aus systematischen Untersuchungen, sondern aus Beobachtungen zur systemischen Behandlung der Hypertonie bei Schwangeren mit Clonidin.

Stillzeit

 Wichtig für die Praxis: Auf die Einnahme von Clonidin in der Stillzeit, insbesondere bei Früh- und Neugeborenen, sollte verzichtet werden, auch wenn bisher nicht über gravierende Komplikationen bei Kindern von stillenden Müttern unter Clonidintherapie berichtet wurde.

Ziconotid

Ziconotid wirkt als synthetisches Analogon eines ω-Conopeptids an spannungsabhängigen Calciumkanälen vom N-Typ (NCCB). Diese NCCB-Kanäle, die in höchster Dichte im Hinterhorn des Rückenmarks vorkommen, regulieren die Freisetzung von algogenen Botenstoffen im ZNS. Tierexperimentell war Ziconotid bei Expositionen, die dem hundertfachen der humanen Plasmaspiegel entsprachen, nicht teratogen. Erfahrungen zur Embryo- oder Fetotoxizität beim Menschen liegen bisher nicht vor.

Literatur

Ali Sakr Esa W, Toma I, Tetzlaff JE, Barsoum S. Epidural analgesia in labor for a woman with an intrathecal baclofen pump. Int J Obstet Anesth. 2009;18:64–66.

Andrade C. The safety of duloxetine during pregnancy and lactation. J Clin Psychiatry. 2014;75e1423–1427.

Antonucci R, Zaffanello M, Puxeddu E, et al. Use of non-steroidal anti-inflammatory drugs in pregnancy: impact on the fetus and newborn. Curr Drug Metab. 2012;13:474–490.

Bakkeheim E, Mowinckel P, Carlsen KH, Haland G, Carlsen KCL. Paracetamol in early infancy: the risk of childhood allergy and asthma. Acta Paediatr. 2011;100:90–96.

Ban L, Gibson JE, West J, Fiaschi L, Sokal R, Smeeth L, Doyle P, Hubbard RB, Tata LJ. Maternal depression, antidepressant prescriptions, and congenital anomaly risk in offspring: a population-based cohort study. BJOG. 2014;121:1471–1481.

Banach R, Boskovic R, Einarson T, Koren G. Long-term developmental outcome of children of women with epilepsy, unexposed or exposed prenatally to antiepileptic drugs: a meta-analysis of cohort studies. Drug Saf. 2010;33:73–79.

Bar-Oz B, Clementi M, Di Giantonio, Greenberg R, Beer M, Merlob P, Arnon J, Ornoy A, Zimmermann DM, Berkovitch M. Metamizol (dipyrone, optalgin) in pregnancy, is it safe? A prospective comparative study. Eur J Obstet Gynecol Reprod Biol. 2005;119:176–179.

Bay Bjorn A-M, Ehrenstein V, Hundborg HH, Nohr EA, Sorensen HT, Norgaard M. Use of corticosteroids in early pregnancy is not associated with risk of oral clefts and other congenital malformations in offspring. Am J Ther. 2014;21:73–80.

Bellantuono C, Tofani S, Di Sciascio G, Santone G. Benzodiazepine exposure in pregnancy and risk of major malformations: a critical overview. Gen Hosp Psychiatry. 2013;35:3–8.

Bloor M, Paech MJ, Kaye R. Tramadol in pregnancy and lactation. Int J Obstet Anesth. 2012;21:163–167.

Boutroy MJ, Gisonna CR, Legagneur M. Clonidine: placental transfer and neonatal adaption. Early Hum Dev. 1988;17:275–286.

Boyce PM, Hackett LP, Ilett KF. Duloxetine transfer across the placenta during pregnancy and into milk during lactation. Arch Womens Ment Health. 2011;14:169–172.

Brandlistuen RE, Ystrom E, Nulman I, Koren G, Nordeng H. Prenatal paracetamol exposure and child neurodevelopment: a sibling-controlled cohort study. Int J Epidemiol. 2013;42:1702–1713.

Bromley R, Weston J, Adab N, Greenhalgh J, Sanniti A, McKay AJ, Tudur Smith C, Marson AG. Treatment for epilepsy in pregnancy: neurodevelopmental outcomes in the child. Cochrane Database Syst Rev. 2014 Oct 30;(10):CD010236. doi:

Broussard CS, Rasmussen SA, Reefhuis J, et al. Maternal treatment with opioid analgesics and risk for birth defects. Am J Obstet Gynecol. 2011;204:314.e1–11.

Czeizel AE, Erös E, Rockenbauer M, Sørensen HT, Olsen J. Short-Term Oral Diazepam Treatment during Pregnancy : A Population-Based Teratological Case-Control Study. Clin Drug Investig. 2003;23:451–62.

Chi CC, Wang SH, Wojnarowska F, Kirtschig G, Davies E, Bennett C. Safety of topical corticosteroids in pregnancy. Cochrane Database Syst Rev. 2015;(10):CD007346.

Christensen J, Grønborg TK, Sørensen MJ, Schendel D, Parner ET, Pedersen LH, Vestergaard M. Prenatal valproate exposure and risk of autism spectrum disorders and childhood autism. JAMA. 2013;309:1696–1703.

Cohen RS. Fentanyl transdermal analgesia during pregnancy and lactation. J Hum Lact. 2009;25:359–361.

Collins LR, Hall RW, Dajani NK, Wendel PJ, Lowery CL, Kay HH. Prolonged morphine exposure in utero causes fetal and placental vasoconstriction: a case report. J Matern Fetal Neonatal Med. 2005;17:417–421.

Cooper J, Jauniaux E, Gulbis B, Quick D, Bromley L. Placental transfer of fentanyl in early human pregnancy and its detection in fetal brain. Br J Anaesth. 1999;82:929–931.

Cunnington M, Ephross S, Churchill P. The safety of sumatriptan and naratriptan in pregnancy: what have we learned? Headache. 2009;49:1414–1422.

Damase-Michel C, Hurault-Delarue C. Ibuprofen does not seem to increase global malformation risk but NSAID use in late pregnancy remains a concern. Evid Based Med. 2014;19:74.

Daniel S, Koren G, Lunenfeld E, Bilenko N, Ratzon R, Levy A. Fetal exposure to nonsteroidal anti-inflammatory drugs and spontaneous abortions. CMAJ. 2014;186:E177–82.

Daniel S, Koren G, Lunenfeld E, Levy A. NSAIDs and spontaneous abortions – true effect or an indication bias? Br J Clin Pharmacol. 2015;80:750–754.

da Silva Dal Pizzol T, Schüler-Faccini L, Mengue SS, Fischer MI. Dipyrone use during pregnancy and adverse perinatal events. Arch Gynecol Obstet. 2009;279:293–297.

Davis RL, Rubanowice D, McPhillips H, Raebel MA, Andrade SE, Smith D, Yood MU, Platt R; HMO Research Network Center for Education, Research in Therapeutics. Risks of congenital malformations and perinatal events among infants exposed to antidepressant medications during pregnancy. Pharmacoepidemiol Drug Saf. 2007;16:1086–1094.

De Barros Duarte L, Dantas Moises EC, Cavalli RC, Lanchote VL, Duarte G, da Cunha SP. Distribution of bupivacaine enantiomers and lidocaine and its metabolite in the placental intervillous space and in the different maternal and fetal compartments in term pregnant women. J Clin Pharmacol. 2011;51:212–217.

de Jong J, Garne E, de Jong-van den Berg LT, Wang H. The Risk of Specific Congenital Anomalies in Relation to Newer Antiepileptic Drugs: A Literature Review. Drugs Real World Outcomes. 2016;3:131–143.

De Swart IW, de Vries, van Puijenbroek EP. Tramadol exposure in the first trimester of pregnany: A case series. Reproductive Toxicol 2015; 57: 226.

Draper ES, Rankin J, Tonks AM, et al. Recreational drug use: a major risk factor for gastroschisis? Am J Epidemiol. 2008;167:485–491.

Eberhard-Gran M, Eskild A, Opjordsmoen S. Use of psychotropic medications in treating mood disorders during lactation : practical recommendations. CNS Drugs. 2006;20:187–98.

Eriksson G, Swahn CG. Concentrations of baclofen in serum and breast milk from a lactating woman. Scand J Clin Lab Invest. 1981;41:185–187.

Eyers S, Weatherall M, Jefferies S, Beasley R. Paracetamol in pregnancy and the risk of wheezing in offspring: a systematic review and meta-analysis. Clin Exp Allergy. 2011;41:482–489.

Feldkamp ML, Meyer RE, Krikov S, Botto LD. Acetaminophen use in pregnancy and risk of birth defects: findings from the National

Birth Defects Prevention Study. Obstet Gynecol. 2010;115:109–115.

Fujii H, Goel A, Bernard N, Pistelli A, Yates LM, Stephens S, Han JY, Matsui D, Etwell F, Einarson TR, Koren G, Einarson A. Pregnancy outcomes following gabapentin use: results of a prospective comparative cohort study. Neurology. 2013 ;80:1565–1570.

Garcia-Marcos L, Sanchez-Solis M, Perez-Fernandez V, Pastor-Vivero MD, Mondejar-Lopez P, Valverde-Molina J. Is the effect of prenatal paracetamol exposure on wheezing in preschool children modified by asthma in the mother? Int Arch Allergy Immunol. 2009;149:33–37.

Gentile S. Tricyclic antidepressants in pregnancy and puerperium. Expert Opin Drug Saf. 2014;13:207–225.

George JW, Skaggs CD, Thompson PA, Nelson DM, Gavard JA, Gross GA. A randomized controlled trial comparing a multimodal intervention and standard obstetrics care for low back and pelvic pain in pregnancy. Am J Obstet Gynecol. 2013;208:295.e1–7.

Giroux M, Campiston G, Faure F, Dumas JC, Colait Y, Desprats R, et al. Effects of pH on antipyrine transfer across the human placenta ex vivo. Dev Pharm Ther. 1990;14:153–160.

Gouraud A, Beyens MN, Boyer N et al. First trimester exposure to tramadol: a prospective comparative study. 435. Fundamental & Clin Pharmacol. 2010;24 (Suppl.1):90.

Guttuso T Jr, Shaman M, Thornburg LL. Potential maternal symptomatic benefit of gabapentin and review of its safety in pregnancy. Eur J Obstet Gynecol Reprod Biol. 2014;181:280–283.

Hernandez RK, Werler MM, Romitti P, Sun L, Anderka M. Nonsteroidal antiinflammatory drug use among women and the risk of birth defects. Am J Obstet Gynecol. 2012;206:228.e1–8.

Holmes LB, Hernandez-Diaz S. Newer anticonvulsants: lamotrigine, topiramate and gabapentin. Birth Defects Res A Clin Mol Teratol. 2012;94:599–606.

Horvath JS, Phippard A, Korda A, Henderson-Smart DJ, Child A, Tiller DJ. Clonidine hydrochloride–a safe and effective antihypertensive agent in pregnancy. Obstet Gynecol. 1985;66:634–638.

Hultzsch S, Schäfer C. Schmerzmedikation in der Schwangerschaft. Der Schmerz. 2016;30:583–593.

Hutchinson S, Marmura MJ, Calhoun A, Lucas S, Silberstein S, Peterlin BL. Use of common migraine treatments in breast-feeding women: a summary of recommendations. Headache. 2013;53:614–627.

Informationsseite des Pharmakovigilanz- und Beratungszentrums für Embryonaltoxikologie, www.embryotox.de

Jensen MS, Rebordosa C, Thulstrup AM, et al. Maternal use of acetaminophen, ibuprofen, and acetylsalicylic acid during pregnancy and risk of cryptorchidism. Epidemiology. 2010;21:779–785.

Jentink J, Dolk H, Loane MA, et al. Intrauterine exposure to carbamazepine and specific congenital malformations: systematic review and case-control study. BMJ. 2010;341:c6581.

Kallen BAJ, Otterblad Olausson P. Maternal drug use in early pregnancy and infant cardiovascular defect. Reprod Toxicol. 2003;17:255–261.

Kang EM, Lundsberg LS, Illuzzi JL, Bracken MB. Prenatal exposure to acetaminophen and asthma in children. Obstet Gynecol. 2009;114:1295–1306.

Kieviet N, Dolman KM, Honig A. The use of psychotropic medication during pregnancy: how about the newborn? Neuropsychiatr Dis Treat. 2013;9:1257–1266.

Kluger BM, Meador KJ. Teratogenicity of antiepileptic medications. Semin Neurol. 2008;28:328–335.

Kobayashi T, Sugimura M, Tokunaga N, et al. Anticholinergics induce eclamptic seizures. Semin Thromb Hemost. 2002;28:511–514.

Koren G, Sakaguchi S, Klieger C, Kazmin A, Osadchy A, Yazdani-Brojeni P, Matok I. Toward improved pregnancy labelling. J Popul Ther Clin Pharmacol. 2010;17:e349–357.

Kozer E, Nikfar S, Costei A, Boskovic R, Nulman I, Koren G. Aspirin consumption during the first trimester of pregnancy and congenital anomalies: a meta-analysis. Am J Obstet Gynecol. 2002;187:1623–1630.

Lassen D, Ennis ZN, Damkier P. First-Trimester Pregnancy Exposure to Venlafaxine or Duloxetine and Risk of Major Congenital Malformations: A Systematic Review. Basic Clin Pharmacol Toxicol. 2016;118:32–36.

Li D-K, Liu L, Odouli R. Exposure to non-steroidal anti-inflammatory drugs during pregnancy and risk of miscarriage: population based cohort study. BMJ. 2003;327(7411):368

Liew Z, Ritz B, Rebordosa C, Lee P-C, Olsen J. Acetaminophen use during pregnancy, behavioral problems, and hyperkinetic disorders. JAMA Pediatr. 2014;168:313–320.

Madadi P, Koren G, Cairns J, Chitayat D, Gaedigk A, Leeder JS, Teitelbaum R, Karaskov T, Aleksa K. Safety of codeine during breastfeeding: fatal morphine poisoning in the breastfed neonate of a mother prescribed codeine. Can Fam Physician. 2007;53:33–35.

Madadi P, Ciszkowski C, Gaedigk A, Leeder JS, Teitelbaum R, Chitayat D, Koren G. Genetic transmission of cytochrome P450 2D6 (CYP2D6) ultrarapid metabolism: implications for breastfeeding women taking codeine. Curr Drug Saf. 2011;6:36–39.

Matlow J, Koren G. Is carbamazepine safe to take during pregnancy? Can Fam Phys 2012;58:163–164.

Mazaud-Guittot S, Nicolas Nicolaz C, Desdoits-Lethimonier C, Coiffec I, Ben Maamar M, Balaguer P, Kristensen DM, Chevrier C, Lavoué V, Poulain P, Dejucq-Rainsford N, Jégou B. Paracetamol, aspirin, and indomethacin induce endocrine disturbances in the human fetal testis capable of interfering with testicular descent. J Clin Endocrinol Metab. 2013;98:E1757–1767.

Meador KJ, Loring DW. Prenatal valproate exposure is associated with autism spectrum disorder and childhood autism. J Pediatr. 2013;163:924.

Micu MC, Micu R, Ostensen M. Luteinized unruptured follicle syndrome increased by inactive disease and selective cyclooxygenase 2 inhibitors in women with inflammatory arthropathies. Arthritis Care Res (Hoboken). 2011;63(9):1334–1338. doi:10.1002/acr.20510.

Minozzi S, Amato L, Bellisario C, Ferri M, Davoli M. Maintenance agonist treatments for opiate-dependent pregnant women. Cochrane database Syst Rev. 2013;(12):CD006318.

Moran LR, Almeida PG, Worden S, Huttner KM. Intrauterine baclofen exposure: a multidisciplinary approach. Pediatrics. 2004;114:e267–269.

Morrison CE, Dutton D, Howie H et al. Pethidine compared with meptazinol during labour. A prospective randomized double-blind study in 1100 patients. Anaesthesia. 1987;42:7–14.

Morton CM, Rosenow J, Wong C, Kirschner KL. Intrathecal baclofen administration during pregnancy: a case series and focused clinical review. PM R. 2009;1:1025–1029.

Munoz FC, Marco DG, Perez A V, Camacho MM. Pregnancy outcome in a woman exposed to continuous intrathecal baclofen infusion. Ann Pharmacother. 2000;34(7–8):956.

Nakhai-Pour HR, Broy P, Sheehy O, Berard A. Use of nonaspirin nonsteroidal anti-inflammatory drugs during pregnancy and the risk of spontaneous abortion. CMAJ. 2011;183:1713–1720.

Neindorff M. Fetomaternale Pharmakologie. Anaesthesist 2010;59: 479–490.

Nezvalova-Henriksen K, Spigset O, Nordeng H. Triptan safety during pregnancy: a Norwegian population registry study. Eur J Epidemiol. 2013;28:759–769.

Nezvalova-Henriksen K, Spigset O, Nordeng H. Triptan exposure during pregnancy and the risk of major congenital malformations and adverse pregnancy outcomes: results from the Norwegian Mother and Child Cohort Study. Headache. 2010;50:563–575.

Nezvalova-Henriksen K, Spigset O, Nordeng HME. Errata in "Triptan exposure during pregnancy and the risk of major congenital malformations and adverse pregnancy outcomes: results from the Norwegian mother and child cohort study". Headache. 2012;52:1319–1320.

O'Mara K, Gal P, Davanzo C. Treatment of neonatal withdrawal with clonidine after long-term, high-dose maternal use of tramadol. Ann Pharmacother. 2010;44:1342–1344.

Palanisamy A, Bailey CR. Codeine in mothers and children: where are we now? Anaesthesia. 2014;69:655–660.

Patel P, Abdel-Latif ME, Hazelton B, Wodak A, Chen J, Emsley F, Feller JM, Lui K, Oei JL. Perinatal outcomes of Australian buprenorphine-exposed mothers and their newborn infants. J Paediatr Child Health. 2013;49:746–753.

Patorno E, Bateman BT, Huybrechts KF, MacDonald SC, Cohen JM, Desai RJ, Panchaud A, Mogun H, Pennell PB, Hernandez-Diaz S. Pregabalin use early in pregnancy and the risk of major congenital malformations. Neurology. 2017;88:2020–2025.

Perzanowski MS, Miller RL, Tang D, et al. Prenatal acetaminophen exposure and risk of wheeze at age 5 years in an urban low-income cohort. Thorax. 2010;65:118–123.

Ratnayaka BD, Dhaliwal H, Watkin S. Drug points: Neonatal convulsions after withdrawal of baclofen. BMJ. 2001;323:85.

Rebordosa C, Kogevinas M, Horváth-Puhó E, Nørgård B, Morales M, Czeizel AE, Vilstrup H, Sørensen HT, Olsen J. Acetaminophen use during pregnancy: effects on risk for congenital abnormalities. Am J Obstet Gynecol. 2008;198:178.e1–7.

Regan J, Chambers F, Gorman W, MacSullivan R. Neonatal abstinence syndrome due to prolonged administration of fentanyl in pregnancy. BJOG. 2000;107(4):570–572.

Reis M, Källén B. Delivery outcome after maternal use of antidepressant drugs in pregnancy: an update using Swedish data. Psychol Med. 2010;40:1723–1733.

Roberts AG, Graves CR, Konrad PE, et al. Intrathecal baclofen pump implantation during pregnancy. Neurology. 2003;61:1156–1157.

Rote-Hand-Brief der Arzneimittelkommission der deutschen Ärzteschaft : Arzneimittel, die Valproat und -verwandte Substanzen enthalten: Risiko für Anomalien des Neugeborenen, 2014

Rote Liste®, 54. Auflage 2014, 1853–1855, Verlag Rote Liste® Service GmbH, Frankfurt (Main)

Schaefer C, Spielmann H, Vetter K, Weber-Schöndorfer C. Arzneimittel in Schwangerschaft und Stillzeit, 8. Auflage, Urban & Fischer, München 2012

Scialli AR, Ang R, Breitmeyer J, Royal MA. A review of the literature on the effects of acetaminophen on pregnancy outcome. Reprod Toxicol. 2010;30:495–507.

Singh S. Valproate use during pregnancy was linked to autism spectrum disorder and childhood autism in offspring. Ann Intern Med. 2013;159(4):JC13.

Skuladottir H, Wilcox AJ, Ma C, et al. Corticosteroid use and risk of orofacial clefts. Birth Defects Res A Clin Mol Teratol. 2014;100:499–506.

Snijder CA, Kortenkamp A, Steegers EAP, et al. Intrauterine exposure to mild analgesics during pregnancy and the occurrence of cryptorchidism and hypospadia in the offspring: the Generation R Study. Hum Reprod. 2012;27:1191–1201.

Stanhope TJ, Gill LA, Rose C. Chronic opioid use during pregnancy: maternal and fetal implications. Clin Perinatol. 2013;40:337–350.

Tandon SS, Hoskins I, Azhar S. Intrathecal baclofen pump – a viable therapeutic option in pregnancy. Obstet Med. 2010;3:119–20.

Thompson JMD, Waldie KE, Wall CR, Murphy R, Mitchell EA. Associations between acetaminophen use during pregnancy and ADHD symptoms measured at ages 7 and 11 years. PLoS One. 2014;9(9):e108210.

Townsend RJ, Benedetti TJ, Erickson SH, Cengiz C, Gillespie WR, Gschwend J, Albert KS. Excretion of ibuprofen into breast milk. Am J Obstet Gynecol. 1984;149:184–186.

Unsworth J, d'Assis-Fonseca A, Beswick DT, Blake DR. Serum salicylate levels in a breast fed infant. Ann Rheum Dis. 1987;46:638–9.

Uslu S, Comert S. Transient neonatal methemoglobinemia caused by maternal pudendal anesthesia in delivery with prilocaine: report of two cases. Minerva Pediatr. 2013;65:213–217.

Van Marter LJ, Hernandez-Diaz S, Werler MM, Louik C, Mitchell AA. Nonsteroidal antiinflammatory drugs in late pregnancy and persistent pulmonary hypertension of the newborn. Pediatrics. 2013;131:79–87.

Vasilakis-Scaramozza C, Aschengrau A, Cabral H, Jick SS. Antidepressant use during early pregnancy and the risk of congenital anomalies. Pharmacotherapy. 2013;33:693–700.

Veiby G, Daltveit AK, Engelsen BA, Gilhus NE. Fetal growth restriction and birth defects with newer and older antiepileptic drugs during pregnancy. J Neurol. 2014;261:579–588.

Weintraub A, Mankuta D. Dipyrone-induced oligohydramnios and ductus arteriosus restriction. Isr Med Assoc J. 2006;8:722–723.

Werler MM, Sheehan JE, Mitchell AA. Maternal medication use and risks of gastroschisis and small intestinal atresia. Am J Epidemiol. 2002;155:26–31.

Weston J, Bromley R, Jackson CF, Adab N, Clayton-Smith J, Greenhalgh J, Hounsome J, McKay AJ, Tudur Smith C, Marson AG. Monotherapy treatment of epilepsy in pregnancy: congenital malformation outcomes in the child. Cochrane Database Syst Rev. 2016 Nov 7;11:CD010224.

Winterfeld U, Merlob P, Baud D, Rousson V, Panchaud A, Rothuizen LE, Bernard N, Vial T, Yates LM, Pistelli A, Ellfolk M, Eleftheriou G, de Vries LC, Jonville-Bera AP, Kadioglu M, Biollaz J, Buclin T. Pregnancy outcome following maternal exposure to pregabalin may call for concern. Neurology. 2016;86:2251–2257.

Zhao Y, Hebert MF, Venkataramanan R. Basic obstetric pharmacology. Semin Perinatol. 2014;38:475–486.

Referenzbereiche Labordiagnostik

Acetylsalicylsäure	
	Analgetikum, Antiphlogistikum, Antikoagulanz
Referenzbereich	ca. 60 mg/l (bei Dauermedikation) hochdosiert: 200–300 mg/l toxisch: > 200 mg/l
Material	0,5 ml Serum
Methode	HPLC, FPIA
Indikation und Interpretation	TDM
P: Präanalytik B: Bemerkungen DD: Differenzialdiagnosen	P: Abnahme: 1–3 h nach Applikation B: Nebenwirkungen: Kopfschmerzen, Schwindel, Taubheit, gastrointestinale Unverträglichkeiten; Bronchospasmen; Hemmung der Gerinnung; schwere Intoxikation (> 400 mg/l): zentrale Hyperventilation, respiratorische Alkalose, metabolische Azidose Eine Alkalisierung des Urins bewirkt eine erhöhte renale Ausscheidung. HWZ: 0,25 ± 0,03 h Gemessen wird Salicylat; HWZ: 3 (300 mg Dosis) – 20 h bei Intoxikation Zeit bis zum Steady State: 5–7 d t_{max}: 1–2 h

Amitriptylin/Desmethylamitriptylin (Nortriptylin)	
	Antidepressivum
Referenzbereich	therap. Bereich: 50–250 ng/ml toxisch: > 400 ng/ml; Nortriptylin: > 500 ng/ml
Material	1 ml Serum
Methode	HPLC

Referenzbereiche Labordiagnostik

Indikation und Interpretation	TDM
P: Präanalytik B: Bemerkungen DD: Differenzialdiagnosen	**P:** HWZ: 31–45 h, Probenentnahme vor Medikamenteneinnahme Zeit bis zum Steady State: 3–8 d t_{max}: 2–6 h **B: CAVE:** Hydrocortison und Phenothiazine bewirken Spiegelerhöhungen; Barbiturate, Phenytoin und Glutethimid senken den Amitriptylinspiegel ab.

Baclofen	
	Myotonolytikum
Referenzbereich	therap. Bereich: 80–600 µg/l toxisch: 1,1–3,5 mg/l letal: > 6 mg/l
Material	1 ml Serum
Methode	LC-MSMS
Indikation und Interpretation	TDM
P: Präanalytik B: Bemerkungen DD: Differenzialdiagnosen	**B:** HWZ: 1–5 h

Buprenorphin	
	Analgetikum, Substitutionsmittel bei Opioidabhängigkeit
Referenzbereich	0,7–1,6 µg/l
Material	1 ml Serum
Methode	LC-MSMS
Indikation und Interpretation	TDM
P: Präanalytik B: Bemerkungen DD: Differenzialdiagnosen	**B:** HWZ: 82–5 h; C_{max}: < 9 µg/l

Referenzbereiche Labordiagnostik

Codein	
	Opioidanalgetikum
Referenzbereich	therap. Bereich: 25–50 µg/l toxisch: > 200 µg/l komatös/letal: > 2 000 µg/l (je nach Gewöhnung)
Material	2 ml Serum
Methode	GC-MS
Indikation und Interpretation	Bestätigungstest eines positiven Opiat-Nachweises im Urin (→) zur/bei Kontrolle der Einnahme codeinhaltiger Medikamente V. a. Codein-Abhängigkeit bzw. -Missbrauch
P: Präanalytik B: Bemerkungen DD: Differenzialdiagnosen	**B:** HWZ: 2–4 h Als Metabolisierungsprodukt des Codeins (z. B. in Antitussiva) entsteht zum Teil Morphin.

Desmethyldiazepam	
	Benzodiazepin
Referenzbereich	therap. Bereich: 200–1 500 µg/l toxisch: > 2 000 µg/l
Material	2 ml Serum
Methode	HPLC
Indikation und Interpretation	TDM; Missbrauchskontrolle
P: Präanalytik B: Bemerkungen DD: Differenzialdiagnosen	**B:** HWZ: 30–100 h **DD:** Medikamentenabusus

Referenzbereiche Labordiagnostik

Diazepam	
	Benzodiazepin
Referenzbereich	therap. Bereich: 100–500 µg/l toxisch: > 3 mg/l letal: > 5 mg/l
Methode	HPLC
Material	1 ml Serum
Indikation und Interpretation	V. a. Arzneimittelabhängigkeit, Therapiekontrolle
P: Präanalytik B: Bemerkungen DD: Differenzialdiagnosen	**P:** HWZ: 25–50 h. Die Metabolisierung von Diazepam und dem ebenfalls wirksamen Desmethyldiazepam ist bei gleichzeitiger Behandlung mit Omeprazol verlangsamt. Das Gleiche gilt für Cimetidin. **DD:** Medikamentenabusus

Duloxetin	
	Antidepressivum
Referenzbereich	30–120 µg/l
Methode	HPLC; LC-MSMS
Material	1 ml Serum
Indikation und Interpretation	TDM
P: Präanalytik B: Bemerkungen DD: Differenzialdiagnosen	**P:** HWZ: 8–17 h

Fentanyl	
	Opioidanalgetikum
Referenzbereich	Bei Gabe von 60 µg/kg KG i.v. werden erhalten: nach 1 min ein Serumspiegel von 30–200 µg/l, nach 1 h ein Serumspiegel von ca. 10 µg/l, bei transdermaler Dauertherapie ca. 0,3–1,5 µg/l

Referenzbereiche Labordiagnostik

Material	1 ml Serum
Methode	LS-MSMS
Indikation und Interpretation	TDM, Missbrauch
P: Präanalytik B: Bemerkungen DD: Differenzialdiagnosen	**B:** HWZ 7–22 h (transmukosale Anwendung); 3–12 h (i.v. Anwendung); 17 h (transdermale Anwendung) **DD:** Medikamentenabusus

Gabapentin	
	Antiepileptikum
Referenzbereich	therap. Bereich: 2–10 mg/l
Methode	HPLC, LC-MSMS
Material	0,5 ml Serum
Indikation und Interpretation	Therapiekontrolle, Compliance
P: Präanalytik B: Bemerkungen DD: Differenzialdiagnosen	**B:** HWZ: 5–8 h

Ibuprofen	
	Antirheumatikum
Referenzbereich	15–30 mg/l
Material	1 ml Serum
Methode	HPLC; LC-MSMS
Indikation und Interpretation	TDM
P: Präanalytik B: Bemerkungen DD: Differenzialdiagnosen	**B:** HWZ: 1,8–3,5 h

Referenzbereiche Labordiagnostik

Lamotrigin	
	Antiepileptikum
Referenzbereich	1–15 mg/l
Material	1 ml Serum
Methode	HPLC
Indikation und Interpretation	TDM
P: Präanalytik B: Bemerkungen DD: Differenzialdiagnosen	**B:** HWZ: 24–36 h. Bei gleichzeitiger Gabe von Antiepileptika wie Phenytoin, Phenobarbital etc. verkürzt sich t½ auf ca. 15 h, bei Gabe von Valproinsäure verdoppelt sich t½.

Lidocain	
	Lokalanästhetikum, Antiarrhythmikum
Referenzbereich	therap. Bereich: 1,5–5 mg/l toxisch: 6–10 mg/l letal: > 10 mg/l
Material	2 ml Serum
Methode	HPLC
Indikation und Interpretation	TDM
P: Präanalytik B: Bemerkungen DD: Differenzialdiagnosen	**B:** HWZ: 1–4 h Zeit bis zum Steady State: 30–90 min t_{max}: direkt nach Infusion

Metoprolol	
	Betablocker
Referenzbereich	therap. Bereich: 100–500 µg/l toxisch: 1 000 µg/l
Material	1 ml Serum
Methode	HPLC
Indikation und Interpretation	TDM

Referenzbereiche Labordiagnostik

P: Präanalytik B: Bemerkungen DD: Differenzialdiagnosen	**B:** HWZ: 3–6 h

Morphin	
	Opioidanalgetikum
Referenzbereich	**Morphin im Serum** therap. Bereich: < 25 µg/l toxisch: > 200 µg/l **Urin-Analytik** Cut off: 300 µg/l schwach positiv: 300–400 µg/l positiv: > 400 µg/l Messbereich: bis 2 000 µg/l
Material	4 ml Serum 50 ml Urin
Methode	GC-MS, CEDIA
Indikation und Interpretation	TDM V. a. Drogenmissbrauch
P: Präanalytik B: Bemerkungen DD: Differenzialdiagnosen	**B:** HWZ: 1–3 h **DD:** Drogenabusus

Oxcarbamazepin	
	Antiepileptikum
Referenzbereich	therap. Bereich: 5–30 mg/l toxisch: 45 mg/l
Material	0,5 ml Serum oder EDTA-Plasma
Methode	HPLC
Indikation und Interpretation	TDM
P: Präanalytik B: Bemerkungen DD: Differenzialdiagnose	**P:** HWZ: 20–24 h

Referenzbereiche Labordiagnostik

Paracetamol	
	Analgetikum/Antipyretikum
Referenzbereich	therap. Bereich: 5–20 mg/l toxisch: > 100 mg/l
Material	2 ml Serum
Methode	HPLC
Indikation und Interpretation	TDM V. a. Missbrauch und Intoxikation
P: Präanalytik B: Bemerkungen DD: Differenzialdiagnosen	**B:** HWZ: 1–4 h, Verlängerung der HWZ macht eine toxische Leberschädigung wahrscheinlich. Zeit bis zum Steady State: 5–20 h t_{max}: 1–4 h **DD:** Medikamentenabusus

Pregabalin	
	Antiepileptikum
Referenzbereich	2–5 mg/l
Material	1 ml Serum
Methode	LC-MSMS
Indikation und Interpretation	TDM
P: Präanalytik B: Bemerkungen DD: Differenzialdiagnosen	**B:** HWZ: 6,3 h

Topiramat	
	Antiepileptikum
Referenzbereich	therap. Bereich: 1–10 mg/l
Material	0,5 ml Serum
Methode	LC-MSMS
Indikation und Interpretation	TDM

Referenzbereiche Labordiagnostik

P: Präanalytik B: Bemerkungen DD: Differenzialdiagnosen	**B:** HWZ: 21 h **DD:** Therapiekontrolle

Tramadol	
	Opioidanalgetikum
Referenzbereich	therap. Bereich: 100–800 µg/l letal: 2 mg/l
Material	0,5 ml Serum
Methode	LC-MSMS
Indikation und Interpretation	TDM; Missbrauch
P: Präanalytik B: Bemerkungen DD: Differenzialdiagnosen	**B:** HWZ: 6 h **DD:** Therapiekontrolle

Verzeichnis der Abkürzungen

CEDIA	Cloned Enzyme Donor Immunoassay
FPIA	Fluoreszenz-Polarisations-Immunoassay
GC-MS	Gaschromatographie-Massenspektrometrie
HPLC	Hochdruck-Flüssigkeitschromatographie
LC-MSMS	Liquid Chromatography Tandem Massenspektrometrie
TDM	Therapeutic drug monitoring

Handelsname – Wirkstoff

Acesal®	Acetylsalicylsäure	Seite 22
Acetaminophen®	Paracetamol	Seite 21
Actiq®	Fentanyl	Seite 41
Advantan®	Methylprednisolon	Seite 46
Aktren®	Ibuprofen	Seite 28
Amadol®	Tramadol	Seite 33
Amineurin®	Amitriptylin	Seite 51
Andolor®	Tilidin	Seite 32
Antitussivum Buerger®	Codein	Seite 34
Apocetamol®	Paracetamol	Seite 21
Aponal®	Doxepin	Seite 52
Ariclaim®	Duloxetin	Seite 54
Aspirin®	Acetylsalicylsäure	Seite 22
ASS®	Acetylsalicylsäure	Seite 22
Azumetop®	Metoprolol	Seite 74
Baclofen®	Baclofen	Seite 65
Beloc®	Metoprolol	Seite 74
Ben-u-ron®	Paracetamol	Seite 21
Berlosin®	Metamizol	Seite 24
Bronchicum mono®	Codein	Seite 34
BS-ratiopharm®	Butylscopolamin	Seite 83
Buscopan®	Butylscopolamin	Seite 83
Capros®	Morphin	Seite 36
Captin®	Paracetamol	Seite 21
Carbabeta®	Carbamazepin	Seite 62
Catapresan®	Clonidin	Seite 85
Celldolor®	Tilidin	Seite 32
Clonistada®	Clonidin	Seite 85

Handelsname – Wirkstoff

Codi Opt®	Codein	Seite 34
Codicaps®	Codein	Seite 34
Codicompren®	Codein	Seite 34
Codipertussin®	Codein	Seite 34
Cymbalta®	Duloxetin	Seite 54
Decortin®	Prednison	Seite 45
Dermosolon®	Prednison	Seite 45
Dismenol N®	Ibuprofen	Seite 28
Dolantin®	Pethidin	Seite 39
Dolcontral®	Pethidin	Seite 39
Dolokadin®	Flupirtin	Seite 68
Dolormin®	Ibuprofen	Seite 28
Doneurin®	Doxepin	Seite 52
Durogesic®	Fentanyl	Seite 41
Dynexan®	Lidocain	Seite 79
Elmendos®	Lamotrigin	Seite 60
Enelfa®	Paracetamol	Seite 21
Esprenit®	Ibuprofen	Seite 28
Faustan®	Diazepam	Seite 66
Fensum®	Paracetamol	Seite 21
Fentadolon®	Fentanyl	Seite 41
Finlepsin®	Carbamazepin	Seite 62
Gabax®	Gabapentin	Seite 57
Godamed®	Acetylsalicylsäure	Seite 22
Grippex®	Paracetamol	Seite 21
Haemiton®	Clonidin	Seite 85
Heweneural®	Lidocain	Seite 79
Imbun®	Ibuprofen	Seite 28
Imigran®	Sumatriptan	Seite 73
Kapanol®	Morphin	Seite 36

Handelsname – Wirkstoff

Katadolon®	Flupirtin	Seite 68
Klismacort®	Prednison	Seite 45
Lamictal®	Lamotrigin	Seite 60
Lamo®	Lamotrigin	Seite 60
Lamotrig-Isis®	Lamotrigin	Seite 60
Lebic®	Baclofen	Seite 65
Lidoject®	Lidocain	Seite 79
Lioresal®	Baclofen	Seite 65
Lopresor®	Metoprolol	Seite 74
Lygal	Prednison	Seite 45
Lyrica®	Pregabalin	Seite 59
M Beta®	Morphin	Seite 36
Mareen®	Doxepin	Seite 52
Matrifen®	Fentanyl	Seite 41
Metodura®	Metoprolol	Seite 74
M-Long®	Morphin	Seite 36
Mono Praecimed®	Paracetamol	Seite 21
Morphanton®	Morphin	Seite 36
MSI®	Morphin	Seite 36
MSR®	Morphin	Seite 36
MST®	Morphin	Seite 36
Mydocalm®	Tolperison	Seite 70
Nalidin®	Tilidin	Seite 32
Narcanti®	Naloxon	Seite 43
Neuralgin®	Ibuprofen	Seite 28
Neurontin®	Gabapentin	Seite 57
Nopain®	Metamizol	Seite 24
Norspan®	Buprenorphin	Seite 42
Novalgin®	Metamizol	Seite 24
Novaminsulfon®	Metamizol	Seite 24

Handelsname – Wirkstoff

Novoprotect®	Amitriptylin	Seite 51
Nurofen®	Ibuprofen	Seite 28
Optipect Kodein®	Codein	Seite 34
Oramorph®	Morphin	Seite 36
Oxycodon®	Oxycodon	Seite 38
Oxygesic®	Oxycodon	Seite 38
Paedialgon®	Paracetamol	Seite 21
Painbreak®	Morphin	Seite 36
Palexia®	Tapentadol	Seite 34
Pedea®	Ibuprofen	Seite 28
Perfalgan®	Paracetamol	Seite 21
Posterisan akut®	Lidocain	Seite 79
Predni M Tablinen®	Methylprednisolon	Seite 46
Predni Tablinen®	Prednison	Seite 45
Predni-Pos	Prednison	Seite 45
Prednisolut®	Prednison	Seite 45
Prelis®	Metoprolol	Seite 74
Prialt®	Ziconotid	Seite 86
Rectodelt®	Prednison	Seite 45
Ribofentanyl®	Fentanyl	Seite 41
Saroten®	Amitriptylin	Seite 51
Sevredol®	Morphin	Seite 36
Sinpro N®	Paracetamol	Seite 21
SMAT®	Fentanyl	Seite 41
Sonopain®	Acetylsalicylsäure	Seite 22
Spasman scop®	Butylscopolamin	Seite 83
Subutex®	Buprenorphin	Seite 42
Syneudon®	Amitriptylin	Seite 51
Tabalon®	Ibuprofen	Seite 28
Tegretal®	Carbamazepin	Seite 62

Handelsname – Wirkstoff

Temgesic®	Buprenorphin	Seite 42
Tilidura®	Tilidin	Seite 32
Tilnalox®	Tilidin	Seite 32
Timonil®	Carbamazepin	Seite 62
Topamax®	Topiramat	Seite 75
Tramal®	Tramadol	Seite 33
Trancolong®	Flupirtin	Seite 68
Trancopal®	Flupirtin	Seite 68
Transtec®	Buprenorphin	Seite 42
Treupel®	Paracetamol	Seite 21
Trileptal®	Oxcarbazepin	Seite 62
Ultracortenol Augencreme®	Prednison	Seite 45
Urbason®	Methylprednisolon	Seite 46
Valium®	Diazepam	Seite 66
Valoron®	Tilidin	Seite 32
Viveo®	Tolperison	Seite 70
Werodon®	Acetylsalicylsäure	Seite 22
Xylocain®	Lidocain	Seite 79
Xylonest®	Prilocain	Seite 80
Xyloneural®	Lidocain	Seite 79
Yentreve®	Duloxetin	Seite 54